一碗粥

温润滋养

美味粥品花样做,养病养生还养容

平调

李淳 编

国文出版社
·北京·

图书在版编目(CIP)数据

一碗粥 / 李淳编. -- 北京：国文出版社，2025.
ISBN 978-7-5125-1988-6

Ⅰ．R247.1

中国国家版本馆CIP数据核字第2025LD9359号

一碗粥

编　　者	李　淳
责任编辑	侯娟雅
责任校对	刘沐雨
出版发行	国文出版社
经　　销	全国新华书店
印　　刷	三河市兴达印务有限公司
开　　本	787毫米×1092毫米　　32开
	2.5印张　　　　　　　　49千字
版　　次	2025年6月第1版
	2025年6月第1次印刷
书　　号	ISBN 978-7-5125-1988-6
定　　价	29.80元

国文出版社
北京市朝阳区东土城路乙9号　　邮编：100013
总编室：(010) 64270995　　传真：(010) 64270995
销售热线：(010) 64271187
传真：(010) 64271187-800
E-mail：icpc@95777.sina.net

引 言

在中国人的饮食记忆中，粥是刻入血脉的温暖符号。自神农尝百草以粥调和药性，到张仲景在《伤寒论》中用药粥疗疾，再至李时珍《本草纲目》详述粥食滋补之效，粥始终承载着中医"以柔克刚"的智慧。它以五谷为基，百物为佐，于水火交融中唤醒食材本味，萃取自然精华，既是天地四时的馈赠，更是一代代人对生命的敬畏、对健康的追寻，以及绵延千年的饮食智慧。

书中从熬粥基础讲起，详细拆解选料、择器到熬煮全流程，助你轻松熬出养生好粥；融合传统中医理论与现代家庭饮食需求，打造八大场景养生粥谱；每款粥品均附精准食材配比、步骤详解，新手轻松上手；养生功效融合药食同源智慧与现代营养学，助力科学调理身体机能；食用建议点明宜忌，供读者根据自身需求选择，科学养生！

在都市快节奏生活与慢熬细煮的粥膳哲学邂逅中，每一勺温热的滋养，都是对家人健康的细密守护。现在翻开此书，从明早一碗暖心粥开始，把养生智慧喝进身体里。

目 录
Contents

第一章　一碗好粥护全家

精心选料，用心熬粥 ······················ 01
精选好锅，熬成好粥 ······················ 05
熬煮一碗好粥的秘诀 ······················ 08
不溢锅、不粘锅的窍门 ···················· 10

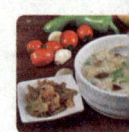

第二章　老少皆宜经典粥

香芋排骨粥——秋季润燥的家庭美味 ············ 12
莲子黑米粥——女性补血养颜的经典之选 ········ 14
生滚牛肉粥——鲜香滋补的家常必备 ············ 15
八宝粥——健脾养胃的传统珍品 ················ 16
百合银耳粥——润肺防感冒的养生妙品 ·········· 17
山药枸杞粥——美容养生的家庭良方 ············ 18
红豆莲子粥——脾肾双补的保健粥膳 ············ 19

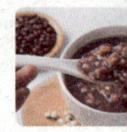

第三章　强身健体滋补粥

莲子乌鸡粥——全家营养滋补的温馨之选 ········ 22
冬瓜瘦肉粥——适合特殊人群的养生粥 ·········· 24
鸭肉玉米粥——清热滋补的秋日美食 ············ 25
黄豆猪肚粥——增强食欲的营养粥 ·············· 27

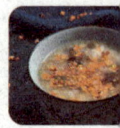

目录

Contents

莲藕猪肝粥——营养丰富的补血佳肴 …… 28
薏米鸡肉粥——秋季清热祛湿的好粥 …… 29
虾仁芹菜粥——营养美味的特色粥品 …… 30
海虾扇贝粥——养颜美容的海鲜粥膳 …… 31

第四章　对症调养食疗粥

生姜大枣粥——解表散寒的食疗良方 …… 33
枇杷止咳粥——润肺止咳的贴心粥品 …… 34
蔬菜肉丝粥——营养丰富的健康粥 …… 36
益气羊肉粥——温阳补气的滋补粥 …… 37
蒲公英绿豆粥——和脾胃祛内热的养生粥 …… 38
香菇鸡肉粥——预防心血管疾病的保健粥 …… 40
花生高粱粥——补气健脾的养生之选 …… 41

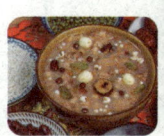

第五章　安神健脑益智粥

金枪鱼青菜粥——儿童健脑的优质选择 …… 43
牛奶玉米粥——促进幼儿成长的营养粥品 …… 44
滑蛋牛肉粥——孩子成长的滋补之选 …… 46
胡萝卜肉末粥——助力孩子成长的营养美味 …… 47
安神健脑粥——缓解疲劳的养生佳品 …… 49
萝卜大骨粥——调理肠胃的美味之选 …… 50

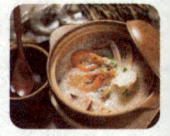

目录
Contents

第六章 养血益气美颜粥

小米红糖粥——暖身养血的甜蜜滋养 …… 52
瘦身养颜粥——排毒瘦身与美颜的完美结合 …… 54
黄瓜玉米粥——清爽减脂，焕亮肌肤 …… 55
火腿薏米粥——美容养颜的精致之选 …… 57
薏米美颜粥——由内而外的肌肤呵护 …… 58
三黑乌发粥——乌发润肤的养生珍品 …… 60

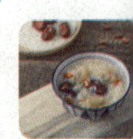

第七章 五谷杂粮素食粥

百合大米粥——养心肺安神的养生粥 …… 62
红薯玉米粥——促进肠道健康的粗粮粥 …… 64
花生紫米粥——有益大脑发育的营养粥 …… 65
枸杞芝麻粥——补肝肾益气血的养生粥 …… 67
绿豆百合粥——安心养神的特色粥 …… 69
黑豆黑米粥——健肾补虚的养生之选 …… 70
红豆荞麦粥——多种功效的养生粥 …… 71
杏仁花生粥——补血养颜的健康粥 …… 73

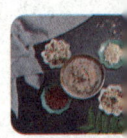

第一章　一碗好粥护全家

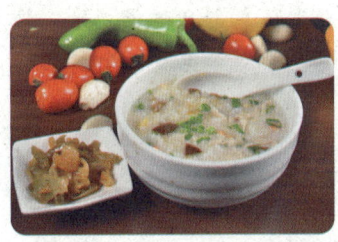

在中华饮食文化的漫漫长河中,粥占据着独特且重要的地位。它不仅是果腹的美食,更是养生保健的佳品,承载着家的温暖与关爱。一碗精心熬制的粥,能根据不同的食材组合,为全家带来多样的养生功效,守护全家人的健康。想要熬出这样的好粥,从食材挑选、锅具选择,到熬煮技巧以及其他常见问题,每一个环节都大有学问。

精心选料,用心熬粥

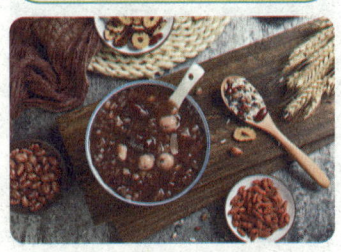

食材是熬制好粥的基础,不同食材具有不同的营养与功效。遵循中医饮食养生理论,巧妙搭配食材,方能让粥发挥出最佳养生功效。在这部分内容中,我们将详细介绍粳米、黑米、燕麦、赤小豆、鸡肉、牛肉、虾、蟹这八种食材，帮助您更好地挑选和运用它们，熬出营养美味又养生的粥。

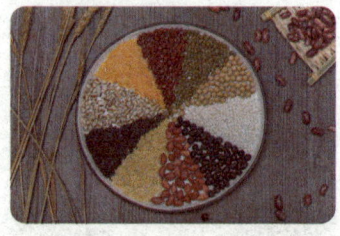

粳米

粳米是煮粥的常见食材，富含人体必需的氨基酸、脂肪、钙、磷、铁及B族维生素等营养成分，具备健脾胃、补中气、养阴生津的功效。优质的粳米米粒洁白有光泽，略呈透明状，胚芽呈乳白色或淡黄色，闻起来有自然的清香，放入口中咀嚼口感松软、香甜。粳米适合各种体质的人食用，尤其对脾胃虚弱者有很好的调养作用。它可用于制作各种粥品，如经典的粳米粥，简单煮制就能品尝到其醇厚的口感，同时又具有丰富的营养。

黑米

黑米是药食兼用的大米，营养价值很高，其维生素、微量元素和氨基酸含量均高于普通大米，具有开胃益中、健脾暖肝、明目活血等功效。在选购黑米时，应选择米粒大小均匀、有光泽、碎米和裂纹较少的。凑近闻，应有清香无霉味，品尝时味道微甜且无异味。黑米特别适合女性和中老年人食用，可与糯米、红枣等搭配熬制黑米红枣粥，能起到补血养颜、滋养脾胃的作用。

燕麦

燕麦的营养价值在常见粮食中名列前茅，富含镁和维生素B_1，还含有磷、钾、铁等营养成分，有益肝和胃、养颜护肤、增强人体免疫力等功效。熬粥时，建议选择原汁原味的燕麦粒，购买时，挑选颗粒饱满、色泽鲜亮、干净且无沉重土味的为佳。燕麦适合早餐食用，可与牛奶、水果搭配，制作燕麦牛奶水果粥，既营养又美味，还能为上午的工作和学习提供充足的能量。

赤小豆

赤小豆富含叶酸、蛋白质、脂肪、碳水化合物、粗纤维等营养元素，具有良好的通便、利水消肿、解毒排脓、降血压、降血脂、调节血糖、健美减肥等作用。选购赤小豆时，应挑选表面紫红色或暗红棕色、平滑且稍具光泽，或无光泽、颗粒饱满的。赤小豆适合湿气较重、身体水肿的人群，与薏仁、芡实等搭配熬制赤小豆薏仁芡实粥，能增强祛湿利水的效果。

鸡肉

鸡肉是一种营养丰富的肉类食材，富含蛋白质、脂肪、维生素以及多种矿物质，具有温中益气、补精填髓的功效。对于营养不良、畏寒怕冷、乏力疲劳、月经不调、贫血、虚弱等人群有很好的滋补作用。挑选鸡肉时应注意，新鲜的鸡肉肉质有光泽，皮呈淡黄色或白色，表面微干或微湿润，不粘手，用手指按压后凹陷能迅速恢复。鸡肉适合与多种食材搭配熬粥，如与香菇、红枣搭配熬制香菇红枣鸡肉粥，味道鲜美，营养丰富，能增强体质，提升身体免疫力。

牛肉

肉类食材能为粥增添丰富的蛋白质和独特风味。以牛肉为例，其有补中益气、滋养脾胃、强健筋骨的功效，适合气短体虚、筋骨酸软、贫血久病及面黄目眩之人食用。新鲜的牛肉无红点，有光泽，红色均匀，脂肪洁白或淡黄色，闻之有正

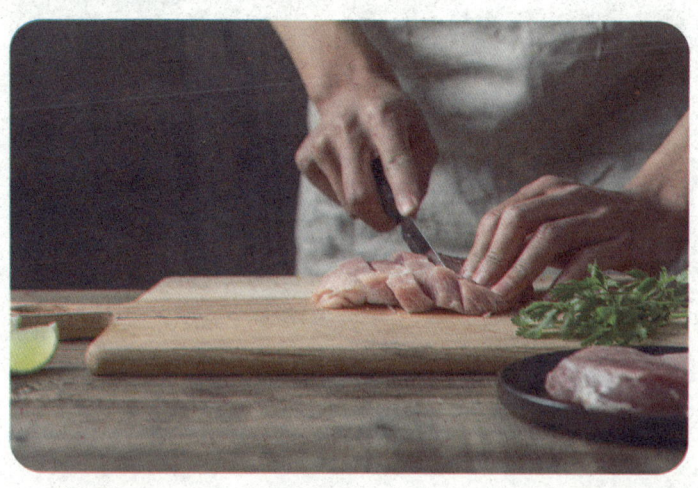

常的气味，无异味，用手指按压，指压后凹陷能迅速恢复。牛肉可与大米、山药等搭配熬制牛肉山药粥，对脾胃虚弱、身体乏力者有很好的滋补作用。

虾

海鲜类食材也是熬粥的绝佳食材。虾肉质松软，容易消化，富含蛋白质、钙、磷等对人体有益的营养元素。挑选鲜虾时，要选择虾体完整、外壳坚硬、色泽鲜亮的。虾可与大米、蔬菜搭配，制作虾仁蔬菜粥，营养丰富，适合儿童、孕妇和老人食用。

蟹

蟹肉鲜美，含有丰富的蛋白质和微量元素。在选购时，要挑选蟹壳坚硬、蟹脐饱满的新鲜螃蟹。蟹可用于制作蟹粥，如螃蟹大米粥，味道鲜美，营养丰富。但蟹性寒凉，食用时可搭配一些生姜，以中和其寒性。

精选好锅，熬成好粥

子曰："工欲善其事，必先利其器。"选对锅具也是熬出好粥的关键。不同锅具因材质、特性的差异，会赋予粥不同的口感和品质。在这部分内容中，我们将为您介绍传统砂锅、微波炉、电压力锅、电饭煲这四种常见锅具在熬粥方面的特点及使用方法，帮助您根据自身需求选择合适的锅具，轻松熬出美味营养的粥。

传统砂锅

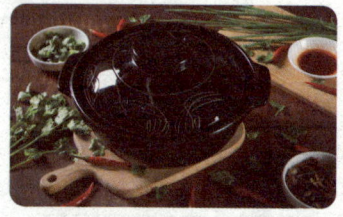

传统砂锅由石英、长石、黏土等多种原料经高温烧制而成,具有传热快且均匀、散热慢、保温能力强、通气性好等特点,是熬粥的理想之选。砂锅能使锅内环境温度相对平衡,让水分子与食物充分相互渗透,熬煮的时间越长,食材的鲜香成分溢出越多,煮出的粥味道鲜醇,质地酥烂。用砂锅熬制香芋排骨粥,能让香芋的香甜、排骨的鲜美与粥完美融合,口感醇厚。

微波炉

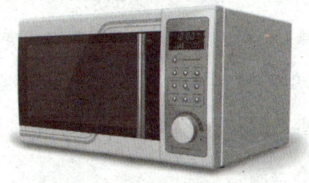

微波炉作为现代厨房的常用电器,也可用于煮粥,且具有独特的优势。它加热速度快,能快速将粥煮沸,大大节省时间。使用微波炉煮粥时,要选择适合微波炉加热的容器,将食材和适量的水放入容器中,盖上盖子并留透气孔,防止粥在加热过程中溢出。以煮大米粥为例,先将大米和水按合适比例放入微波炉专用容器,高火加热几分钟至沸腾,然后转中火或低火继续加热一段时间,其间需适时搅拌,避免受热不均。微波炉煮粥适合单人或小家庭，且适合赶时间的情况。例如，用微波炉煮燕麦粥，简单方便，能快速满足早餐需求。不过，微波炉煮出的粥可能在口感上与传统煮法煮出的略有差异。它煮出的粥相对不够浓稠，但通过掌握好时间和火候，也能煮出美味的粥。

电压力锅

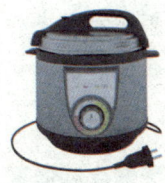

电压力锅是传统高压锅和电饭煲的升级产品，具有快速、安全、节能的优势，还能满足多种熬粥需求，可控制粥的软烂程度，具备预定和保温功能。在时间紧张时，用电压力锅熬粥能大大节省时间，同时保证粥的口感和营养。例如熬制莲子乌鸡粥时使用电压力锅，能快速将食材的营养融入粥中。

电饭煲

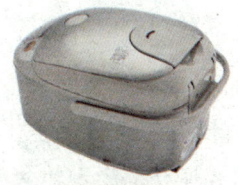

电饭煲是家庭常用电器，也可用于煮粥，它使用方便，清洁卫生，功能多样。使用电饭煲煮粥时，要注意米和水的比例，沸腾后打开盖子不时搅拌，防止粥溢出和粘锅。电饭煲煮出的粥口感较为清淡，适合喜欢清淡口味的人，如煮百合大米粥就很合适。

熬煮一碗好粥的秘诀

熬煮一碗好粥，除了精选食材和合适的锅具，掌握熬煮技巧也是至关重要的，这些技巧蕴含着中医饮食养生的智慧。下面简单介绍几种常见、实用的熬煮技巧。

水质、水量适宜

水是煮粥的重要元素，能否选择合适的水和掌握正确的用水方法对粥的品质影响很大。人们一般习惯用冷水煮粥，但其实用沸水更合适。冷水煮粥容易煳锅底，而沸水煮粥可避免这种情况，且沸水中氯挥发较多，对人体更健康。在日常煮粥时，谷米类食物的用水量有一定讲究。以50克粳米为例，正常情况下，需要加入400～500毫升的水。但如果和粳米一同烹煮的其他食物具有黏性，就容易使粥变稠，这时就需增加用水量，大概要加到700～800毫升。从养生角度来看，不同功效的粥品，其浓稠度也有所不同。如果粥是为了起到生津、发汗的作用，那么煮得稍微稀薄一点会更好，而若是用于补益身体、增强体质，就适合烹煮得稍微稠厚一些。

烹煮火候适宜

掌握好火候是熬粥的关键环节。通常，煮粥应先用大火将水烧开，使米粒迅速翻滚，然后转小火慢慢熬煮，让米粒充分吸收水分，这样煮出的粥更加软烂。不同的粥品对火候要求不同。例如，小火熬煮加入白果和百合的粥，能够清热降火；大火煮肉粥则具有低油低脂、原汁原味、口感清新的特点。熬煮过程中，要留意粥的状态，适时调整火候，确保粥的口感和品质。

烹煮时间适宜

时间的把握对粥的口感和营养也有影响。长时间熬粥，淀粉会被水解为糊精，有利于消化吸收。但易引起血糖升高，因此对这类患者而言，熬粥时间不可太长。而对于儿童及消化吸收能力较差的人来说，熬粥时间长一些，能让粥更加软烂，便于消化吸收。例如，为儿童熬制胡萝卜肉末粥，适当延长熬煮时间，能让胡萝卜和肉末的营养充分融入粥中，使消化能力较弱的儿童更好地吸收。

点油小技巧

点油是一个能让粥更加鲜亮的小窍门。在煮粥改文火后约10分钟时，加入少许色拉油，这样煮出来的粥不仅色泽鲜亮，入口别样鲜滑，还不易溢锅。这是因为油在粥的表面形成一层保护膜，减少了水分的蒸发，使粥更加浓稠，口感更好。

底、料要分煮

底、料分煮也是一种好的煮粥方法。多数人习惯将所有食材一起倒入锅中煮,但更好的做法是将粥底和料分开处理,最后再混合熬煮片刻,且时间不超过10分钟。这样熬出的粥清爽不浑浊,每样食材的味道都能充分熬出来又不串味。特别是当辅料为肉类及海鲜时,更适合采用这种方法。比如熬制皮蛋瘦肉粥,先将大米熬成粥底,再加入腌制好的瘦肉丝和皮蛋块,稍煮片刻,能保证瘦肉的鲜嫩和皮蛋的风味,使粥的口感更加丰富。

不溢锅、不粘锅的窍门

在熬粥过程中,溢锅和粘锅是常见问题,不仅影响粥的口感和品质,还会给清洁带来麻烦。掌握一些实用窍门,就能轻松解决这些问题。

加油法

加油法是防止溢锅的有效方法之一。在锅里滴上几滴芝麻油,开锅后用中小火煮,这样再沸也不会溢出来,同时煮出的粥更加香甜可口。芝麻油能在粥的表面形成一层油膜,阻止了气泡的产生和溢出,从而防止溢锅。

温水煮粥

温水煮粥也能有效防溢锅。先淘好米,待锅半开时(水温50~60℃)再下米,即可防止米汤溢出来。这种方法利用了温水的特性,使米粒在水中逐渐受热膨

第一章 一碗好粥护全家

胀，减少了米汤溢出的可能性。

加勺子防溢锅

加勺子防溢锅是一种简单又实用的方法。煮粥时，把用来搅拌的勺子放在锅里不要拿出来，铁勺、木头勺都可以，由于勺子破坏了沸腾的水的运动规律，粥就不会溢出来了。这种方法取材简单、方便易行，是家庭熬粥常用的防溢锅技巧。

降温防溢锅

降温防溢锅也是可行的办法。在煮粥的锅上加一层金属的笼屉后再加盖，便可放心地煮粥，米汤不会再溢出。因为米汤升温沸腾上涌时，遇到温度较低的笼屉及其上方较冷的空气便会自行回落，如此反复升降而不溢出锅外。

开水煮粥

开水煮粥则可以有效防止粘锅。不管是用微波炉、高压锅还是普通锅做粥，只要用开水煮，就不会出现粘锅糊底的情况。这是因为开水能使米粒迅速受热膨胀，减少了米粒与锅底的接触，从而避免了粘锅现象。

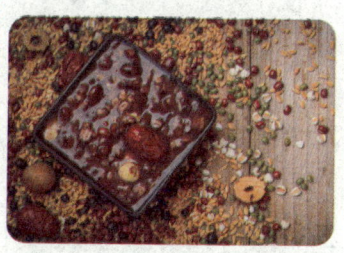

第二章 老少皆宜经典粥

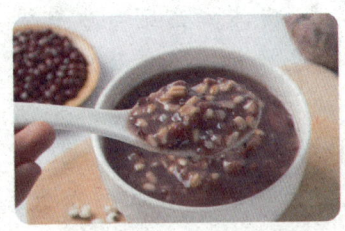

在粥的世界里,经典粥品犹如璀璨明珠,历经岁月沉淀,深受人们喜爱。它们不仅口感绝佳,更承载着丰富的文化内涵和养生智慧,是全家共享的美食瑰宝。下面为大家详细介绍几款经典粥品。

香芋排骨粥——秋季润燥的家庭美味

香芋与排骨一同熬制的粥,香气扑鼻,口感香而不腻、酥而不烂,具有润燥、健脾补气的功效,尤其适合秋季食用。

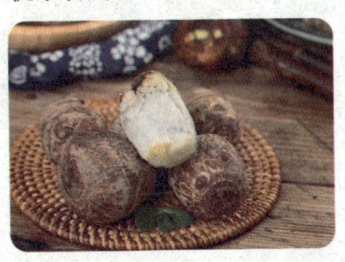

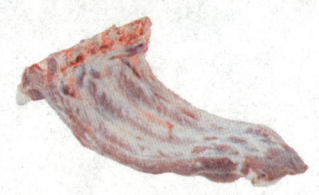

【原料】

粳米100克,排骨200克,

第二章 老少皆宜经典粥

香芋150克,生姜、香葱适量,植物油100克,鸡精、食盐、香油各适量。

【做法】

1. 先将粳米洗净沥干,加入少许植物油和食盐腌渍半小时,这样能让粳米在熬煮时更易开花,使粥更加黏稠。

2. 香芋削去外皮,切块洗净后,放入油锅中以小火炸至外皮金黄,捞出沥油备用,炸过的香芋会增添独特的香味和口感。

3. 排骨洗净切块,放入冷水锅中,大火煮开,待出现浮沫后捞出,用温水冲洗干净,这一步能去除排骨的血水和杂质,减少腥味。

4. 生姜去皮切片,香葱洗净切碎备用。砂锅中的水烧开后,放入腌好的粳米,小火煮20分钟,接着放入焯过水的排骨和姜片,继续煮半小时。

5. 放入炸好的香芋块,再煮10分钟,加入葱末、食盐、鸡精,淋上少许香油即可。

【养生功效】

香芋具有健脾补虚、散结解毒的作用,排骨富含蛋白质、钙等营养成分,能滋阴健脾。二者搭配熬制的粥,在秋季食用,既能润燥,缓解秋燥带来的不适,又能提高身体免疫力。对于脾胃虚弱、食欲不佳的人来说,是非常不错的选择。

【食用建议】

可作为早餐或晚餐,搭

配凉拌西芹黑木耳等清爽小菜,营养更均衡。

莲子黑米粥——女性补血养颜的经典之选

莲子与黑米搭配熬制的粥,具有补气养血、强身健体的功效,是女性补血养颜的经典粥品,对妇女血虚贫血、气血亏虚、月经不调、产后体虚等情况有一定的调养作用。

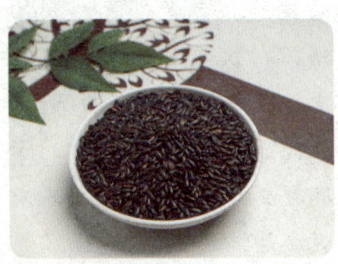

【原料】

莲子30克,黑米50克,糯米50克,白糖适量。

【做法】

1. 将黑米、糯米洗净,用清水浸泡2小时,让米粒充分吸收水分,这样熬煮时更容易煮烂。

2. 莲子用温水浸泡20分钟,去心备用。去除莲子心可避免粥的苦味,提升口感。

3. 锅中加适量清水烧开,放入黑米和糯米,大火煮沸后转小火煮半小时。

4. 加入莲子,继续煮20分钟,之后加入白糖拌匀即可。

【养生功效】

黑米能滋阴补肾、益气活血、养肝明目,富含多种维生素、微量元素和氨基酸。莲子具有养心安神、益肾涩精、健脾止泻的功效。二者与糯米搭配，使这款粥成为女性补血养颜的佳品。女性经常食用，有助于改善气血状况，让肌肤更加红润有光泽，还能缓解因气血不足引起的疲劳、失眠等问题。

【食用建议】

可作为日常养生粥，早晚食用均可。产后女性适量多食用，有助于身体恢复。

生滚牛肉粥——鲜香滋补的家常必备

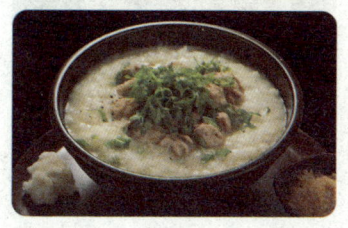

生滚牛肉粥的做法，是将预先煮好的粥底加入新鲜肉料滚煮片刻后离火，这样能最大程度地保留食材的鲜美度和营养成分，口感鲜香。牛肉具有补中益气、滋养脾胃、强健筋骨的功效。这款粥适合气短体虚、筋骨酸软、贫血久病及面黄目眩之人食用。

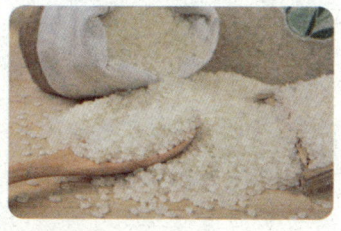

【原料】

大米100克，牛肉200克，姜片、葱花各适量，植物油、食盐、干淀粉、生抽、胡椒粉各适量。

【做法】

1. 大米洗净沥干，加入少许植物油和食盐腌渍半小时。

2. 牛肉洗净切成薄片，加入干淀粉、植物油、生抽抓拌均匀，腌渍5分钟，再加入姜片拌匀，继续腌渍10分钟，这样能使牛肉更加鲜嫩入味。

3. 砂锅内加入足量清水烧开，倒入腌好的大米，大火煮开后转小火煮1~1.5小时，其间不断搅拌以防粘锅，直至粥软烂黏稠。

4. 随后放入腌好的牛肉片，迅速划散，加入胡椒粉，待牛肉煮熟，加入葱花即可。

【养生功效】

牛肉富含蛋白质、氨基酸等营养成分，其氨基酸组成比猪肉更接近人体需要，能有效提高机体抗病能力。大米熬制的生滚牛肉粥，营养丰富且易于消化吸收，是身体虚弱、需要滋补人群的理想选择。

【食用建议】

适合作为早餐或晚餐，搭配炸鲜奶、贡菜等佐粥小食，口感更丰富。

八宝粥——健脾养胃的传统珍品

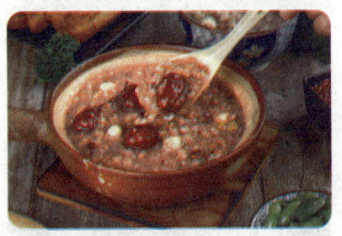

八宝粥色泽鲜艳、质软味甜、清香诱人、滑而不

腻,是一款广受欢迎的传统粥品。

【原料】

红豆50克,花生仁60克,莲子20粒,红腰豆30克,糯米80克,葡萄干适量,红糖适量。

【做法】

1. 将红豆、糯米、红腰豆、莲子和花生仁洗净,并用水泡2小时,之后放入锅里煮1小时。

2. 将葡萄干洗净,并放入锅中煮半小时。

3. 加入红糖再煮5分钟即可。

【养生功效】

八宝粥中的红豆、莲子、糯米等食材具有健脾益胃的作用,花生仁、葡萄干富含多种营养成分,能补铁补血,整体搭配还能起到消滞减肥、益气安神的效果,经常食用,有助于调节脾胃功能,改善消化吸收,对身体健康大有裨益。

【食用建议】

可作为早餐或日常点心食用,适合各个年龄段的人群,是全家共享的美味粥品。

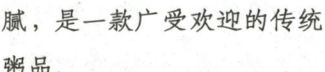

百合银耳粥——
润肺防感冒的
养生妙品

百合性平,味甘微苦,能养肺阴、润肺燥、清肺热;银耳有滋阴、润肺、生津、补虚的作用。二者煮成的粥具有防治感冒的功效,适合体质羸弱、阴伤咽燥者食用。

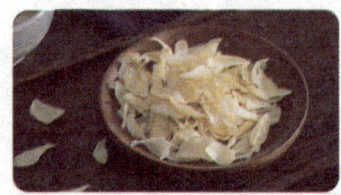

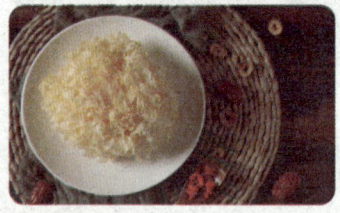

【原料】

百合30克,银耳10克,小米150克,冰糖适量。

【做法】

1.小米淘洗干净,用清水浸泡1小时;银耳用清水泡开,洗净,撕成小朵;鲜百合瓣成片,洗净。

2.锅中加适量清水烧开,放入小米、银耳,用大火熬煮成粥。

3.加入百合,继续煮10分钟,最后加入冰糖调味即可。

【食用建议】

可作为日常养生粥,早晚食用。在干燥的季节,多食用百合银耳粥,能有效润肺,保持呼吸道健康。

山药枸杞粥——美容养生的家庭良方

山药枸杞粥不仅能增进生理活性,迅速恢复体力,消除疲劳,还能促进身体新陈代谢,达到美容的目的。

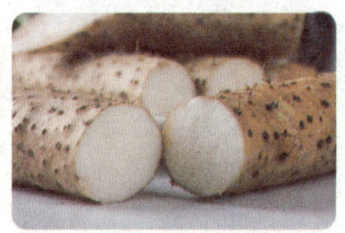

第二章　老少皆宜经典粥

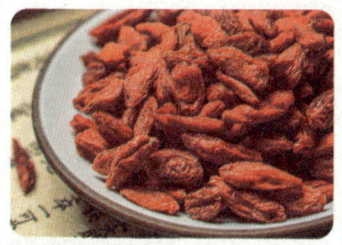

【原料】

小米150克，山药60克，枸杞子5克，冰糖适量。

【做法】

1. 小米淘洗干净，用清水泡1小时；山药洗净，去皮，切块；枸杞子洗净。

2. 锅中加适量清水烧开，放入小米、山药块，用大火烧开后，改小火煮半小时。

3. 加入枸杞子、冰糖，继续熬煮5分钟即可。

【养生功效】

山药含有大量的黏蛋白、维生素及微量元素，能有效阻止血脂在血管壁的沉淀，预防心血管疾病，还能益智安神、延年益寿。枸杞子含有丰富的胡萝卜素、维生素和钙、铁等健康明目的营养物质，有补肾养肝、补血安神的功效。二者与小米搭配，使这款粥成为美容养生的佳品。

【食用建议】

可作为早餐或晚餐，适合各个年龄段追求健康美容的人群。

红豆莲子粥——脾肾双补的保健粥膳

红豆莲子粥具有健脾补肾、利尿消肿的作用，适用于存在脾虚食少、便溏、乏力、肾虚尿频、遗精、心虚失眠、健忘、心悸等症状的

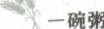

人群,可作为病后体弱者的保健膳食,也是日常保健强身的药膳。

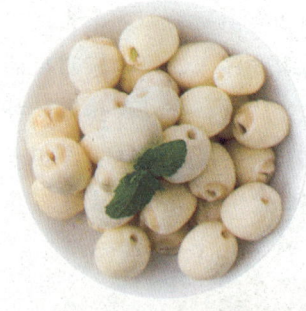

【原料】

红豆50克,莲子50克,大米100克,冰糖适量。

【做法】

1.红豆、大米洗净,用清水浸泡1小时;莲子洗净,去心。

2.锅中加入适量清水烧开,放入红豆、莲子、大米,以大火煮沸后,换

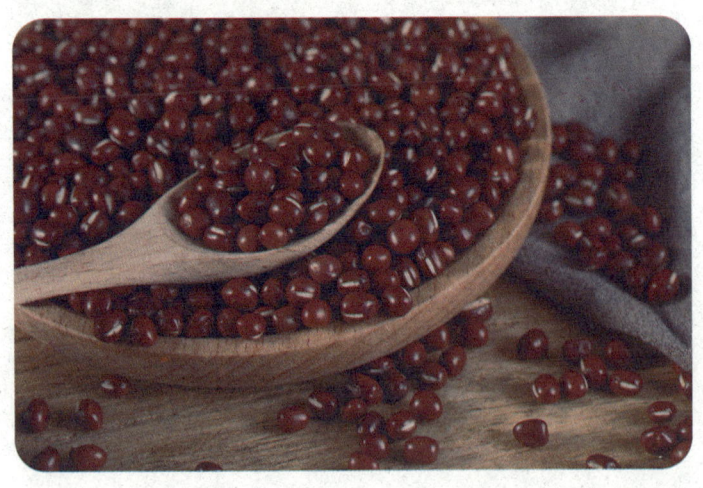

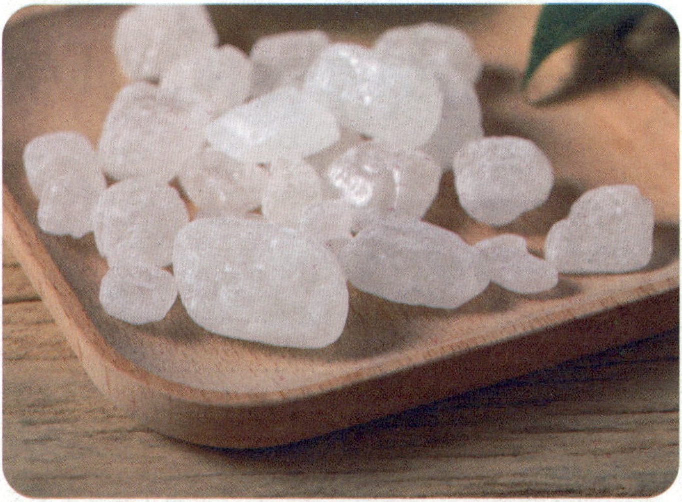

小火续煮半小时。

3.加入冰糖，用小火继续煮5分钟即可。

【养生功效】

红豆能利水消肿、健脾益胃；莲子具有养心安神、益肾涩精、健脾止泻的功效。二者与大米熬制的粥，能同时滋补脾肾，改善脾肾虚弱引起的多种症状，增强身体的抵抗力。

【食用建议】

可作为日常保健粥，早晚食用。对于病后恢复的人群，坚持食用有助于身体康复。

第三章　强身健体滋补粥

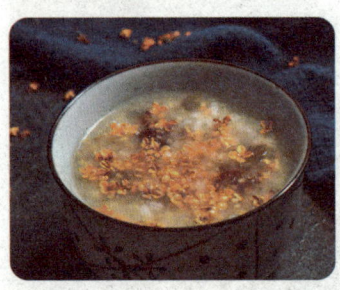

在养生的食谱中，滋补粥品占据着重要的位置。它们宛如温暖的守护者，以丰富的营养和独特的功效，为全家的健康注入活力。通过巧妙搭配各类食材，这些粥品能够起到强身健体、滋养脏腑的作用，成为全家共享的健康美食。下面就为大家介绍几款滋补强身的粥品。

莲子乌鸡粥——全家营养滋补的温馨之选

莲子、枸杞子与乌鸡一同熬制的粥，是一道营养丰富的滋补佳肴，适合全家老小一同享用。此粥具有养心安神、益气补血、健脾益肺等多重功效，能为家人的健康加分。

【原料】

大米100克，乌鸡150克，莲子30克，枸杞子10克，姜片适量，食盐、香油、植物油各适量。

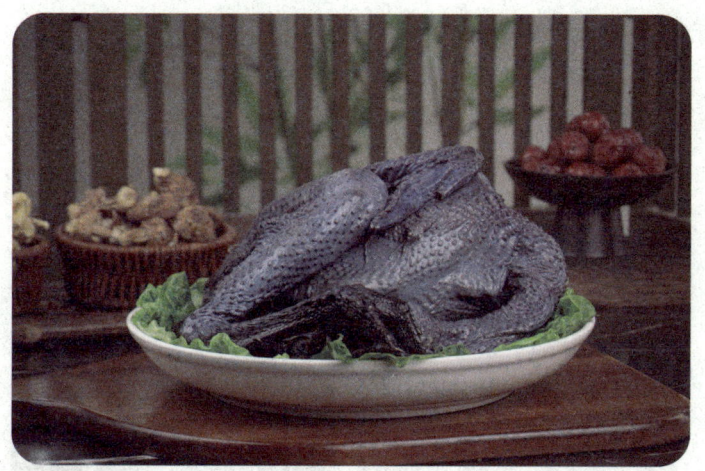

【做法】

1.将大米洗净后沥干水分,加入少许植物油和食盐腌渍半小时;莲子泡发,除去莲心;枸杞子洗净备用。

2.将乌鸡洗净,斩件,放入锅中,加入适量清水和姜,大火煮沸后去除血沫,捞出用温水冲洗干净。

3.将乌鸡块放入砂锅中,加入足量清水,放入莲子、姜片,大火煮开后转小火煮半小时。

4.将大米加入乌鸡汤中,大火煮沸后转小火煮60分钟。最后加食盐调味,撒枸杞子煮1分钟即可。

【养生功效】

乌鸡营养丰富,含有蛋白质和多种微量元素,可以调节人体生理机能,提高免疫力,还具有养肝滋阴、补血养颜、益精明目的功效。莲子能益肾涩精、健脾止泻。枸杞子可滋补肝肾、养血、增强免疫力。三者搭配熬制的粥,能全方位滋补身体,增强体质,改善睡眠质量,尤其适合身体虚弱、需要调养的人群。

【食用建议】

可作为早餐或晚餐,一周食用2~3次。食用时可搭配清淡的凉拌菜,营养更均衡。

冬瓜瘦肉粥——适合特殊人群的养生粥

冬瓜含维生素C较多,且钾盐含量高,钠盐含量较低,适合高血压、肾脏病等患者食用,可起到消肿而不伤正气的作用。枸杞子能治疗肝血不足、肾阴亏虚引起的视物昏花、夜盲症,还可提高机体免疫力、延缓衰老。

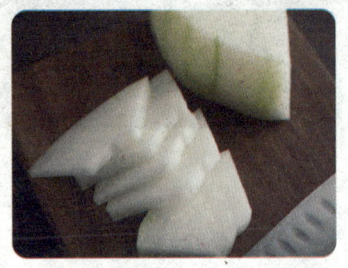

【原料】

大米100克,冬瓜150克,瘦肉100克,枸杞子10克,姜、葱花各适量,食盐、植物油各适量。

【做法】

1.大米洗净后沥干水

分，加入少许植物油和食盐腌渍半小时。冬瓜去皮，洗净后切成小块状。瘦肉洗净切丝，用食盐和姜腌渍10分钟。

2.在锅内加入适量的清水，用大火烧开之后放入腌好的大米和冬瓜块，大火煮滚后再转小火煮至粥黏稠、冬瓜酥软，加入枸杞子再煮5分钟。

3.加入腌好的瘦肉，待瘦肉熟透，加食盐、葱花调味即可。

【养生功效】

冬瓜具有利水消肿、清热解毒的功效，对于需要控制盐分摄入的特殊人群来说，是理想的食材。瘦肉富含蛋白质，能为身体提供必要的营养。枸杞子的加入，进一步增强了粥的滋补功效，可滋养肝肾。这款粥既能补充营养，又能帮助特殊人群调理身体，是一款养生佳品。

【食用建议】

适合高血压、肾脏病、水肿病患者以及肝肾功能较弱的人群食用，可作为日常饮食的一部分，每周食用3~4次。

鸭肉玉米粥——清热滋补的秋日美食

鸭肉性寒，有大补虚劳、滋五脏之阴、清虚劳之热、补血行水、养胃生津等作用，适用于体内有热、上火的人食用；发低热、体质虚弱、食欲不振、大便干燥和水肿的人，食之更佳。

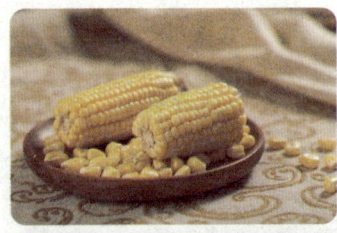

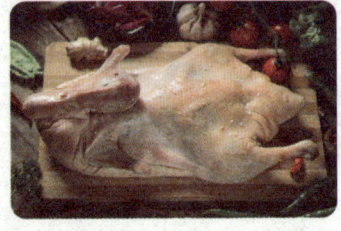

【原料】

大米150克,鸭肉200克,玉米1个,姜、葱各适量,食盐、鸡精、食用油各适量。

【做法】

1. 大米洗净后沥干水分,加入少许食用油和食盐腌渍半小时。玉米洗净,斩成小段备用。

2. 将鸭肉洗净,斩件,放入锅中,加入适量清水和姜、葱,大火煮沸后去除血沫,捞出用温水冲洗干净。

3. 将鸭块放入砂锅中,加入足量清水,加入玉米、姜片,大火煮开后转小火煮半小时。

4. 将腌好的大米加入鸭汤中,大火煮沸后转小火煮60分钟。

5. 加食盐和鸡精调味,撒上葱花即可。

【养生功效】

鸭肉在秋季食用,能清热滋阴,缓解秋燥带来的不适。玉米富含膳食纤维,有助于促进肠道蠕动,预防便秘。这款粥营养丰富,既能清热,又能滋补身体,适合秋季养生食用。

【食用建议】

可在秋季作为早餐或晚餐,搭配四川泡菜、凉拌山蕨等佐粥小菜,能增添食欲。

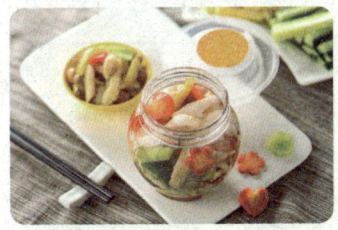

黄豆猪肚粥——增强食欲的营养粥

猪肚中含有大量的钙、钾、钠、镁、铁等元素和维生素A、维生素E、蛋白质、脂肪等成分,具有补虚损、健脾胃的功效。黄豆中含有的植物蛋白非常丰富,能够提高人体的免疫力。用黄豆和猪肚煲粥可增强食欲、补中益气,有利于强身健体。

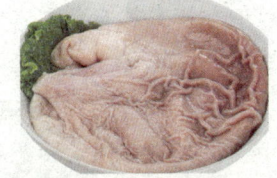

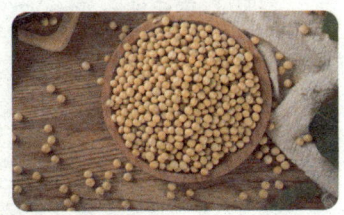

【原料】

大米100克,猪肚200克,黄豆50克,姜、葱各适量,食盐、植物油、白胡椒粉各适量。

【做法】

1.大米洗净后沥干水分,加入少许植物油和食盐浸泡半小时;黄豆泡发,备用。

2.将猪肚洗净,放入锅中,加入适量清水,大火煮沸后捞出,待冷却后切条。

3.将肚条和黄豆放入砂锅中,加入足量清水和葱姜丝,大火煮开后转小火煮60分钟。

4.将浸泡好的大米加入猪肚黄豆汤中,大火煮沸后转小火煮至粥软糯黏稠。

5.加少量食盐和白胡椒粉调味,撒上葱花即可。

【养生功效】

猪肚和黄豆的搭配,使这款粥具有补气血的功效。对于脾胃虚弱、食欲不振的人来说,能有效增强食欲,改善消化功能。

【食用建议】

适合脾胃虚弱、身体虚弱的人群食用,可作为日常调养的粥品,每周食用2~3次。

莲藕猪肝粥——营养丰富的补血佳肴

猪肝堪称营养宝库,其优质蛋白、维生素和微量元素的含量通常比其他肉类更胜一筹,它不但含铁量高,而且人体对其中铁的吸收率也很高。

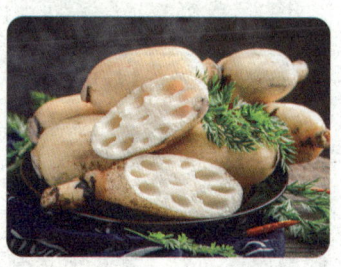

【原料】

猪肝50克,大米100克,莲藕适量,食盐适量。

【做法】

1. 将大米提前洗净,并浸泡1小时;将藕洗净切片;将猪肝洗净切片并浸泡至没有血水。

2. 将浸泡好的大米加藕片、猪肝片开火煮40分钟。

3. 加入适量的食盐,稍微煮2分钟即可出锅。

【养生功效】

猪肝是理想的补血食材,富含铁等微量元素,能有效预防和改善缺铁性贫血。莲藕含有鞣质及天门冬酰胺等成分,有较好的收敛止血作用,并能清热生津。这款粥营养丰富,是补血的佳品。

【食用建议】

适合贫血、气血不足的人群食用,可作为早餐或晚餐,搭配凉拌菠菜等蔬菜,营养更全面。

薏米鸡肉粥——秋季清热祛湿的好粥

薏米能强筋骨、健脾胃、消水肿、祛风湿、清肺热;鸡肉可温中益气、补精填髓。这道粥可清热祛湿,适合秋季食用。

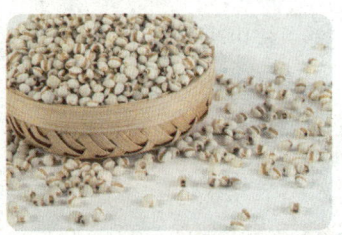

【原料】

鸡肉200克,薏米50克,大米150克,姜、葱花各适量,料酒、食盐、胡椒粉、植物油各适量。

【做法】

1. 大米洗净后沥干水分，加入少许植物油和食盐腌渍半小时。薏米淘净，提前泡好。

2. 鸡肉洗净，切小块，用料酒、食盐和葱姜腌渍。

3. 锅中加入适量清水大火烧开，下入大米、薏米，大火煮沸，再下入腌好的鸡肉，转中火熬煮。

4. 用小火将粥熬至黏稠时，调入食盐、胡椒粉调味，撒入葱花即可。

【养生功效】

秋季气候干燥，但也会有湿气，薏米和鸡肉的搭配，既能清热祛湿，又能补充营养。这款粥能帮助身体适应秋季的气候特点，增强体质。

【食用建议】

适合在秋季食用，可作为早餐或晚餐，搭配金沙玉米、韭菜炒豆芽等菜肴，口感更丰富。

虾仁芹菜粥——营养美味的特色粥品

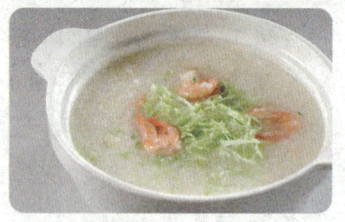

芹菜含有丰富的膳食纤维，具有清肠利便、润肺止咳、降压降脂、健脑镇静的功效。用来熬粥，不仅有营养，而且粥里有股淡淡的香芹味，风味独特。

第三章 强身健体滋补粥

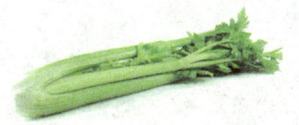

【原料】

大米100克，芹菜100克，虾仁50克，食盐、香油、食用油各适量。

【做法】

1. 大米洗净后沥干水分，加入少许食用油和食盐腌渍半小时。

2. 芹菜择洗干净，切成小段，虾仁洗净备用。

3. 砂锅内加入足量的清水烧开，倒入腌好的大米，大火煮开后转小火煮1～1.5小时，其间不断搅动以防粘锅，熬至粥软烂黏稠即可。

4. 把芹菜和虾仁加入粥底中，续煮8分钟，加食盐、香油调味即可。

【养生功效】

芹菜的膳食纤维有助于促进肠道蠕动，预防便秘，降低血脂。虾仁富含蛋白质和钙等营养成分。这款粥营养丰富，适合各个年龄段的人群，尤其适合需要控制血脂、血压的人群。

【食用建议】

可作为日常粥品，早晚食用均可。搭配芹菜香干、双椒野生木耳等佐粥小菜，能更好地体现其风味。

海虾扇贝粥——养颜美容的海鲜粥膳

扇贝味道鲜美、营养丰富，含有蛋白质、维生素、钙、铁、镁、钾等多种营养物质,对于防治高血压、心脏病有一定疗效,能促进人体的新陈代谢,减缓衰老,具有养颜美容的功效。

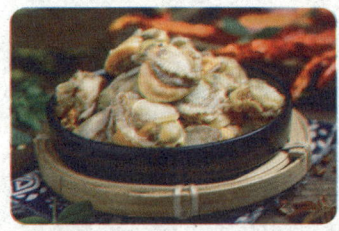

【原料】

大米100克,扇贝300克、虾干20克,葱、姜各适量,食盐、植物油、白胡椒粉、料酒各适量。

【做法】

1. 大米洗净后沥干水分,加入少许植物油和食盐腌渍半小时。将扇贝清洗干净,切丁,用料酒、葱、姜腌渍去腥;虾干用温水泡软。

2. 砂锅内加入足量的清水烧开,倒入腌好的大米,大火煮开后转小火煮1~1.5小时,其间不断搅动以防粘锅,熬至粥软烂黏稠。

3. 加入处理好的扇贝、虾干煮10分钟,加入食盐、白胡椒粉调味即可。

【养生功效】

虾干和扇贝富含多种营养成分,能为身体提供丰富的蛋白质和矿物质。这款粥有助于促进新陈代谢,延缓衰老,美容养颜,尤其适合女性食用。

【食用建议】

可作为早餐或晚餐,搭配凉拌小瓜、包子等食物,营养更均衡。

第四章　对症调养食疗粥

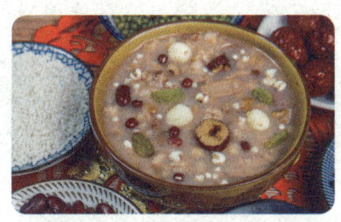

中医讲究"辨证论治",饮食养生也不例外。粥作为一种温和且易于消化的食物,搭配不同食材熬制后,能针对各种身体状况起到调养作用。以下这些对症调养的粥品,可用美味为全家健康保驾护航。

生姜大枣粥——解表散寒的食疗良方

生姜大枣粥具有解表发汗、疏散风寒、止呕化痰的功效,适用于外感风寒、鼻塞流涕、咳嗽痰稀、食欲不振等症状,也可用于胃寒呕逆等。

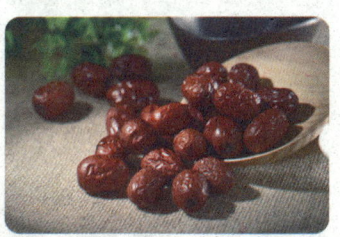

【原料】

大枣10粒,大米150克,生姜适量,食盐适量。

【做法】

1.先将大米洗净,用清水浸泡1小时;大枣去核,洗净；生姜切成小粒。

2.锅中加适量清水烧开，放入大米，以大火熬煮成粥。

3.加入生姜粒和大枣，转小火煮半小时后，加适量食盐调味即可。

【养生功效】

生姜性温，能温中散寒；大枣则有补中益气、养血安神的作用。二者与大米熬制成粥，既能补充身体因患病消耗的能量，又能借助生姜的温热之性驱散风寒，缓解感冒症状，同时对于胃寒引起的不适也有很好的调理效果。

【食用建议】

在感冒初期，或感觉身体受了风寒时，趁热喝上一碗生姜大枣粥，微微出汗，有助于身体恢复。平时脾胃虚寒的人，也可经常食用，有暖胃的作用。但要注意，由于生姜性热，热性体质者不宜多吃。

枇杷止咳粥——润肺止咳的贴心粥品

鲜百合能补中润肺、镇静止咳；枇杷肉能润燥清肺、止咳降逆；莲藕则有补心生血、健脾养胃之功。这款枇杷止咳粥对老年肺气肿伴咳嗽、咳痰、胸闷、气急、心累、食欲下降等症状，有一定的缓解作用。

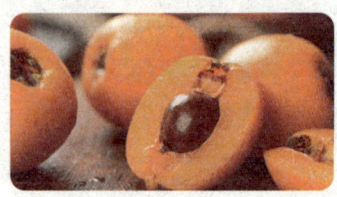

第四章 对症调养食疗粥

【原料】

大米100克,鲜百合、鲜藕、枇杷肉各30克,白糖、淀粉各适量。

【做法】

1. 大米淘洗干净,用清水浸泡约1小时;鲜藕去皮,洗净,切片;枇杷肉洗净,切小块;鲜百合瓣成片,洗净。

2. 锅中加入水烧开,下入大米、鲜藕片,继续煮至软熟。

3. 加入鲜百合、枇杷肉,转小火熬至快熟时,放入适量淀粉、白糖调匀即可。

【养生功效】

百合中的秋水仙碱等生物碱,能润肺止咳、清心安

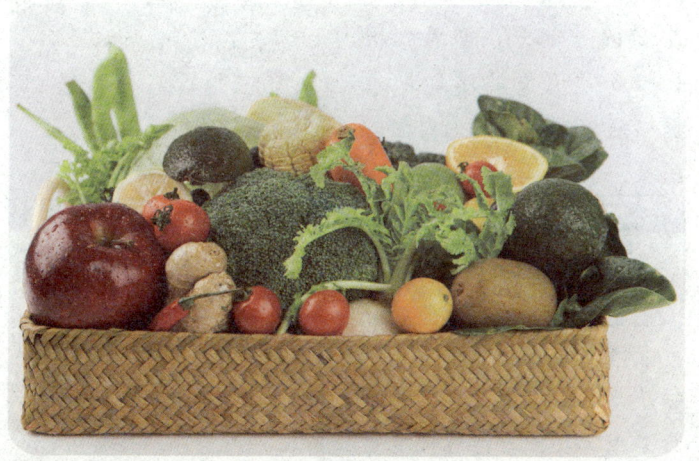

神；枇杷肉富含维生素和矿物质，对肺部有滋养作用；莲藕的营养成分有助于增强脾胃功能，为肺部提供支持。这道粥综合了多种食材的力量，针对肺部不适进行调养。

【食用建议】

适合咳嗽、咳痰的人群，尤其是老年人和患有肺部疾病的人。可作为日常饮食的一部分，每天食用1~2次，但要注意如果是糖尿病患者，应减少白糖的用量。

蔬菜肉丝粥——营养丰富的健康粥

洋葱性温，味辛甘，有祛痰、利尿、健胃润肠、解毒杀虫等功能，洋葱提取物还具有杀菌作用，可提高胃肠道张力、增加消化道分泌作用。此外，洋葱所含的微量元素硒具有很强的抗氧化作用，能清除体内的自由基，增强细胞的活力和机体的代谢能力，具有防癌抗衰老的功效。

【原料】

大米100克，瘦肉100克，洋葱50克，青菜40克，食盐、植物油、鸡精各适量。

【做法】

1.大米洗净后沥干水分，加入少许植物油和食盐腌渍半小时。

2.青菜洗净切碎，洋葱洗净切丝、瘦肉洗净切丝备用。

3.锅中加入适量清水烧开,倒入泡好的大米,大火煮沸转中小火煮40分钟,下瘦肉、洋葱,煮至瘦肉变熟,加入青菜,将粥熬至软烂,加入适量食盐、鸡精即可。

【养生功效】

瘦肉为人体提供优质蛋白质,洋葱和青菜富含维生素、矿物质和膳食纤维。洋葱的特殊功效能促进消化、增强免疫力;青菜可补充维生素和膳食纤维,促进肠道蠕动。这款粥营养均衡,有助于维持身体健康。

【食用建议】

适合各个年龄段的人群,尤其适合消化不良、免疫力较低的人。可作为早餐或晚餐,搭配一份水果,营养更加全面。

益气羊肉粥——温阳补气的滋补粥

羊肉具有温阳益气、补血长肉的功效,是一种滋补强壮食品。山药具有健脾、补肺、固肾、益精等功效。常食此粥能延年益寿。

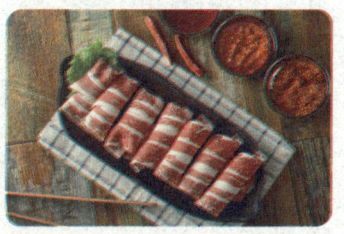

【原料】

大米100克,山药150克,羊肉200克,葱花、姜末各适量,食盐、植物油、胡椒粉、味精各适量。

【做法】

1. 大米洗净后沥干水分，加入少许植物油和食盐腌渍半小时。将山药去皮洗净，切小块，备用。

2. 将羊肉洗净，切块，下入油锅加入食盐、葱花、姜末煸炒至熟透。

3. 砂锅内加入足量的清水烧开，倒入腌好的大米和山药，大火煮开后转小火煮至粥软烂黏稠。

4. 加入炒熟的羊肉煮沸，加入味精、胡椒粉调味，撒上葱花即可。

【养生功效】

羊肉性温热，能补肾壮阳、温中暖胃，山药则是平补脾胃的佳品。两者搭配大米熬粥，既能补充身体所需的营养，又能温阳补气，增强体质，适合在寒冷的季节食用。

【食用建议】

适合阳虚体质、气血不足的人，尤其是在冬季，可每周食用2~3次。但由于羊肉性热，食用时要注意适量，以免上火。

蒲公英绿豆粥——和脾胃祛内热的养生粥

这道粥可和脾胃、祛内热，适用于脾胃不和、食欲不振、消化力弱、经常口腔溃疡的人。

【原料】

蒲公英60克，绿豆50克，大米100克，冰糖适量。

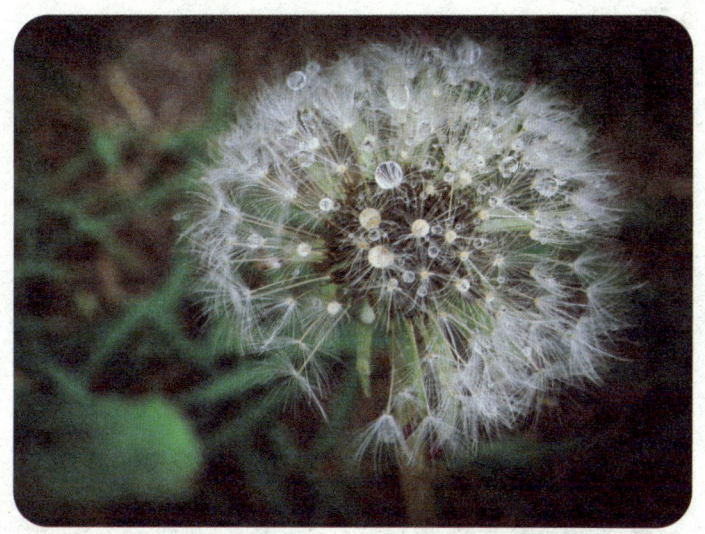

【做法】

1. 将蒲公英洗净,放入锅中,加适量水煎汁;绿豆、大米用清水浸泡2小时。

2. 锅中加适量清水烧开,放入绿豆、大米,以大火熬煮成粥。

3. 调入蒲公英汁、冰糖即成。

【养生功效】

蒲公英具有清热解毒、消肿散结、利湿通淋的功效,能清除体内的热毒。绿豆性凉,有清热解暑、解毒的作用。大米健脾益胃。三者搭配,既能清除内热,又能调和脾胃,改善消化功能。

【食用建议】

适合在夏季或体内有热的情况下食用,可作为早餐或晚餐。但蒲公英性寒,脾胃虚寒者不宜多吃。

香菇鸡肉粥——预防心血管疾病的保健粥

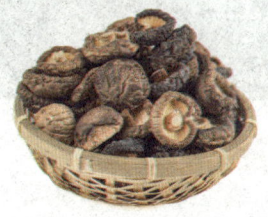

香菇中含蛋白质、多种氨基酸、维生素及矿物盐、粗纤维等营养成分,是一种高蛋白、低脂肪的健康食品,其中含有的茹蕈甾醇,可降低胆固醇,预防心血管疾病和肝硬化。

【原料】

大米100克,鸡腿2只,香菇50克,姜片、葱花各适量,食盐、胡椒粉、植物油各适量。

【做法】

1. 大米洗净后沥干水分,加入少许植物油和食盐腌渍半小时;香菇泡发洗净,切薄片,备用。

2. 鸡腿洗净,斩件,放入锅中,加入适量的清水、姜片、葱花,大火煮沸后去除血沫,捞出备用。

3. 砂锅中的水煮开后放入腌好的大米,转小火煮20分钟,再放入氽过水的鸡肉和姜片继续煮至粥软烂黏稠。

4. 加入香菇继续煮半小时,加食盐、胡椒粉调味,撒上葱花即可。

【养生功效】

香菇中的多种营养成分能降低胆固醇，保护心血管。鸡肉富含蛋白质，为身体提供营养。大米作为基础食材，与香菇、鸡肉搭配，使这款粥成为预防心血管疾病的理想选择。

【食用建议】

适合中老年人以及关注心血管健康的人群，可作为日常饮食的一部分，每周食用3~4次。

花生高粱粥——补气健脾的养生之选

这款粥中主要含有纤维素和半纤维素、蛋白质等营养素，有补气、健脾、养胃、止泻等功效，对中老年人的骨质疏松也有一定的帮助。

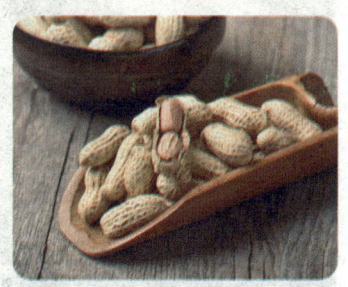

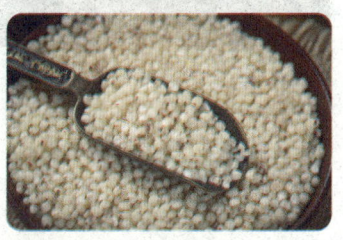

【原料】

高粱米100克，花生仁50克，食盐适量。

【做法】

1.高粱米淘洗干净，用清水浸泡1小时；花生仁

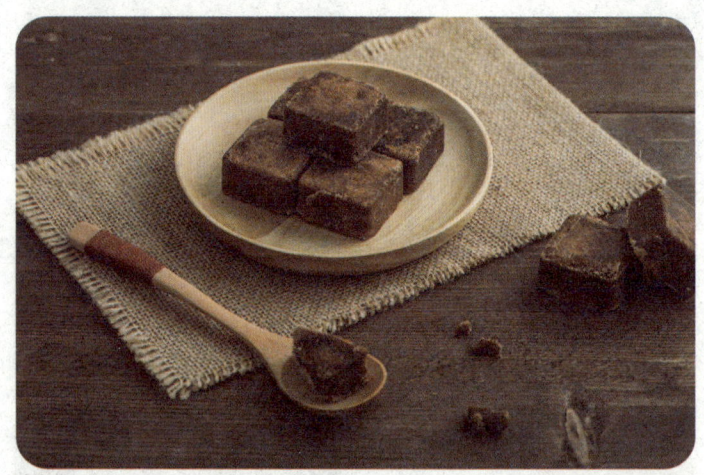

洗净。

2.锅中加适量清水烧开,放入高粱米、花生仁,以大火煮至软烂。

3.放入适量食盐调味即可。

【养生功效】

高粱米具有健脾益胃、渗湿止泻的作用;花生仁富含蛋白质、维生素和矿物质,能补充营养、增强体质。两者熬制成粥,能起到补气健脾的作用,对中老年人的脾胃健康和骨骼健康都有益处。

【食用建议】

适合中老年人食用,可作为早餐或晚餐。如果喜欢甜味,也可加入适量的红糖调味。

第五章 安神健脑益智粥

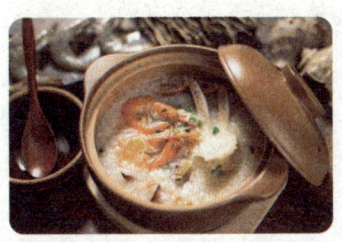

在快节奏的现代生活中，无论是忙于工作的上班族，还是肩负学业压力的学生党，都需要一碗温暖的粥来舒缓身心、补充能量。安神健脑的益智粥，不仅美味可口，还蕴含着丰富的营养，有助于提高记忆力、缓解疲劳，为全家的活力续航。下面为大家介绍几款这样的粥品。

金枪鱼青菜粥——儿童健脑的优质选择

金枪鱼富含对大脑发育至关重要的酪氨酸与DHA（二十二碳六烯酸），这两种物质有助于提高孩子的记忆力和理解力，对脑细胞的再生也有积极作用，还能保护和改善儿童视力。金枪鱼搭配新鲜的青菜和大米熬制的粥，营养丰富又美味。

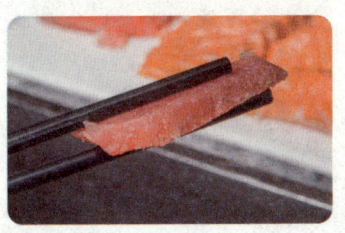

【原料】

大米100克，青菜、金枪鱼罐头各适量，植物油、食盐各适量。

【做法】

1. 把大米洗净后沥干水分，加入少量植物油和食盐搅拌均匀，腌制半小时。将青菜洗净切碎备用。

2. 在砂锅里加入足够的清水，大火烧开后倒入腌好的大米，大火煮开后转小火煮1~1.5小时，其间要不断搅拌，防止粘锅，直到粥变得软烂黏稠。

3. 加入金枪鱼，煮一会儿后再放入青菜，搅拌均匀，煮熟即可。

【养生功效】

金枪鱼中的特殊营养成分能直接作用于大脑，为大脑发育提供支持。青菜含有丰富的维生素、矿物质和膳食纤维，能促进孩子的身体正常发育。大米能提供能量，让孩子活力满满。三者搭配，为孩子的成长提供全面的营养。

【食用建议】

适合作为儿童的早餐或晚餐。如果孩子不喜欢吃青菜，也可以根据喜好换成胡萝卜等其他蔬菜。建议每周食用2~3次。

牛奶玉米粥——促进幼儿成长的营养粥品

牛奶玉米粥含有丰富的优质蛋白质、脂肪、糖类，以及钙、磷、铁等多种矿物质和维生素，这些营养物质对幼儿的骨骼和牙齿发育非常重要，能帮助增强骨骼和牙齿的强度，促进幼儿健康成长。

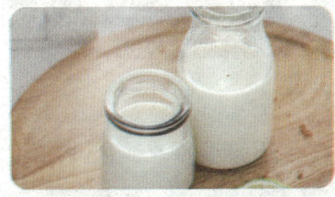

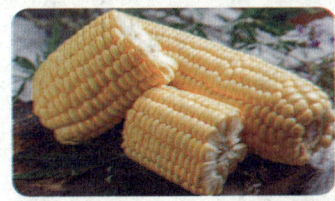

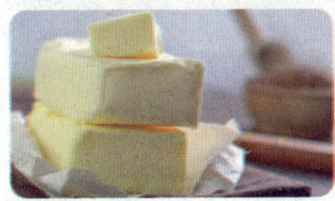

【原料】

纯牛奶200毫升，玉米粉80克，鲜奶油、黄油、食盐、肉豆蔻粉各适量。

【做法】

1.将牛奶倒入锅中，加入食盐和肉豆蔻粉，用小火慢慢煮开。

2.倒入玉米粉，继续用小火煮3~5分钟，同时用勺子不断搅拌，直到粥变得黏稠。

3.将粥盛到碗里，加入黄油和鲜奶油，搅拌均匀即可。

【养生功效】

牛奶是钙的优质来源，能为幼儿的骨骼发育提供充足的钙。玉米粉富含膳食纤维和多种维生素，有助于幼儿消化和营养吸收。鲜奶油和黄油能增加粥的口感和丰富度，提供一定的脂肪，满足幼儿生长发育对能量的需求。

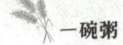

【食用建议】

适合幼儿食用,可作为早餐或加餐。不过要注意适量食用,避免幼儿摄入过多脂肪。如果幼儿对牛奶过敏,则不适合食用此粥。

滑蛋牛肉粥——孩子成长的滋补之选

牛肉含有丰富的蛋白质,其氨基酸组成与人体需要接近,很容易被人体吸收利用,对提高孩子的机体抗病能力有很大帮助,非常适合孩子在成长阶段食用。

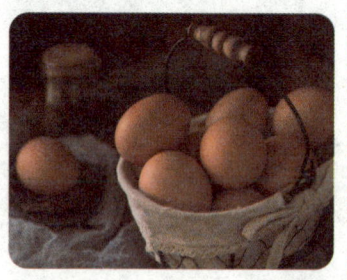

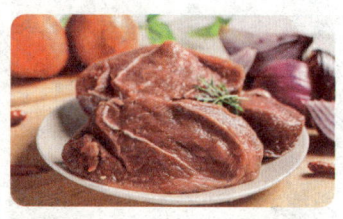

【原料】

大米100克,牛肉150克,鸡蛋2个,葱花、姜末各适量,植物油、食盐、料酒、淀粉、白胡椒粉、香油各适量。

【做法】

1.大米洗净后沥干水分,加入少许植物油和食盐搅拌均匀,腌制半小时。

2.把牛肉洗净切成薄片,放入碗中,加入料酒、淀粉、白胡椒粉、植物油,搅拌均匀,腌制半小时。

3.砂锅里加入足量清水,大火烧开后倒入腌好的大米，大火煮开后转小火煮1~1.5小时，其间不断搅拌，防止粘锅，直到粥变得软烂黏稠。

4.把腌好的牛肉放入煮好的粥里，加入姜末，煮至牛肉变色，再慢慢淋入打散的鸡蛋液，煮成蛋花状，最后加入食盐、白胡椒粉、香油调味，撒上葱花即可。

【养生功效】

牛肉为孩子的成长提供优质蛋白质，有助于肌肉生长和身体发育。鸡蛋富含多种营养成分，特别是蛋白质和卵磷脂，对大脑和神经发育有益。大米能够提供能量。多种食材搭配，营养丰富，能满足孩子成长过程中的营养需求。

【食用建议】

适合成长阶段的孩子食用，可作为早餐或晚餐。在制作时，一定要确保牛肉煮熟煮透，避免孩子食用未熟透的肉类。建议每周食用2~3次。

胡萝卜肉末粥——助力孩子成长的营养美味

胡萝卜含有大量的胡萝卜素，在人体中可以转化为维生素A，对孩子眼睛视网膜和角膜的正常代谢起着重要作用。搭配瘦肉和大米熬制的粥，营养均衡，对孩子的生长发育十分有益。

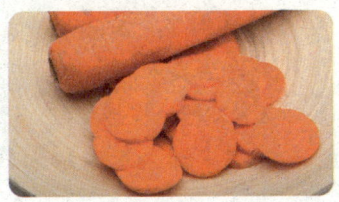

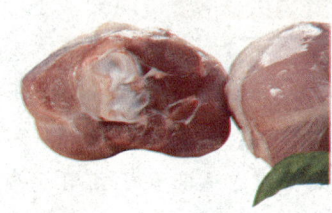

【原料】

大米150克，瘦肉50克，胡萝卜1段，葱、生姜末各适量，食盐、植物油、生抽、香油、玉米淀粉各适量。

【做法】

1. 大米提前一夜浸泡，洗净后沥干水分，加入少许植物油和食盐搅拌均匀，腌制半小时。

2. 把胡萝卜切成小颗粒，瘦肉剁成肉末，放入碗中，加入少许生姜末、生抽、香油、玉米淀粉，搅拌均匀。

3. 锅里加入适量清水，大火煮开后倒入腌好的大米，煮10分钟后加入胡萝卜丁，继续煮至粥软烂。

4. 加入肉末，搅拌均匀，煮至粥变得黏稠，最后加入食盐和葱，搅拌均匀即可。

【养生功效】

瘦肉富含蛋白质，是孩子生长发育必不可少的营养物质。胡萝卜的胡萝卜素转化为维生素A后，对孩子的视力发育至关重要。大米提供能量。多种食材搭配，营养均衡，有助于孩子的健康成长。

【食用建议】

适合儿童食用，可作为早餐或晚餐。可以根据孩子的口味加入适量的青菜，增加膳食纤维的摄入。每天食用有助于孩子补充营养，促进生长发育。

安神健脑粥——缓解疲劳的养生佳品

这道粥同样富含维生素E和锌元素，能起到很好的安神健脑、缓解神经衰弱的效果，适合青少年以及工作压力大的成年人食用。

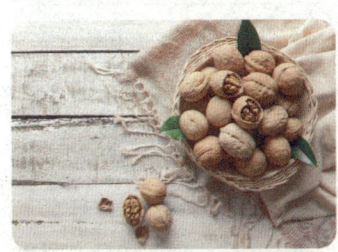

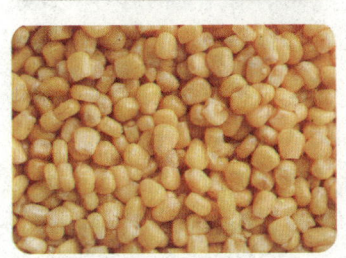

【原料】

大米100克，玉米粒50克，核桃仁5个，花生仁40克，食盐适量。

【做法】

1. 大米淘洗干净，用清水浸泡1小时。核桃仁用温水浸泡，撕去外衣；花生仁、玉米粒洗净。

2. 锅中加水烧开，放入大米、核桃仁、花生仁，大火煮沸后转小火煮半小时。

3. 放入玉米粒继续煮10分钟，加入食盐调味即可。

【养生功效】

核桃和花生能为大脑提供丰富的营养；维生素E和锌元素有助于抗氧化和提高记忆力；玉米粒富含膳食纤维和多种维生

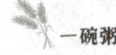

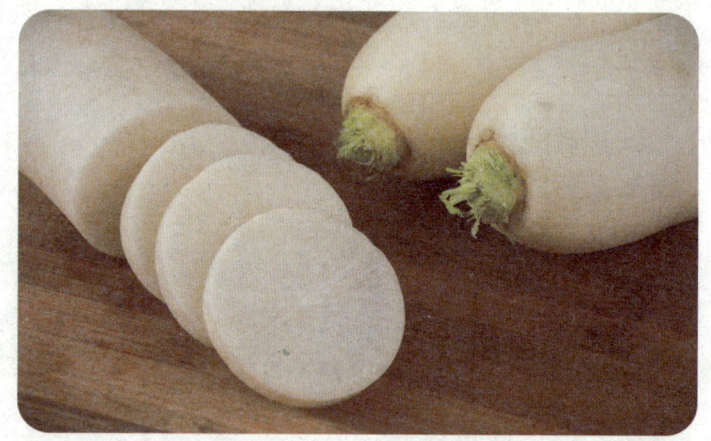

素,能促进消化和营养吸收。整体搭配能缓解疲劳,改善睡眠质量,增强大脑功能。

【食用建议】

适合青少年和成年人在感到疲劳、精神不佳时食用,可作为晚餐或夜宵。每周食用3~4次,帮助身体和大脑恢复活力。

萝卜大骨粥——调理肠胃的美味之选

萝卜具有促进新陈代谢、增进食欲、帮助消化的作用,对儿童的肠胃有很好的调理功效,还能在一定程度上防治感冒、咳嗽等。与猪大骨一起熬制的粥,营养丰富,能为儿童补充生长发育所需的钙质。

第五章 安神健脑益智粥

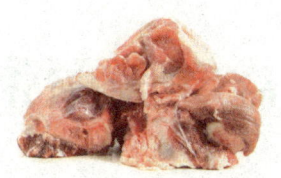

【原料】

大米100克，猪大骨500克，白萝卜半根，葱、姜各适量，食盐、植物油各适量。

【做法】

1. 大米洗净后沥干水分，加入少许植物油和食盐搅拌均匀，腌制半小时。白萝卜洗净，切块。

2. 猪大骨洗净后余水，锅里倒入足量清水，放入大骨、姜片、葱，大火煮开后转小火炖1小时。将腌好的大米倒入骨头汤中，大火煮沸后转中小火煮20分钟，加入切好的白萝卜块，一起煮至粥软烂黏稠，加食盐、葱花调味即可。

【养生功效】

猪大骨富含钙质，是儿童骨骼发育的重要营养来源。萝卜中的营养成分能促进肠胃蠕动，帮助消化。这款粥既能补充营养，又能调理肠胃，增强孩子的消化功能，提高身体抵抗力。

【食用建议】

适合儿童食用，可作为早餐或晚餐。每周食用2~3次，对孩子的肠胃健康和骨骼发育都有好处。

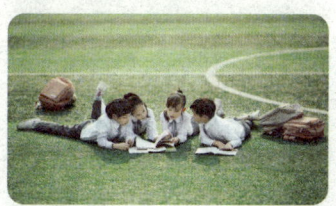

第六章 养血益气美颜粥

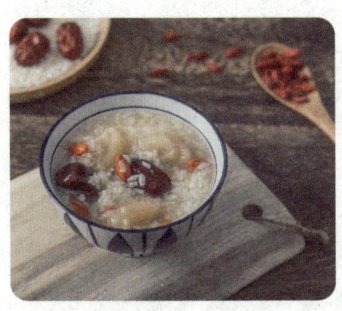

在追求健康与美丽的道路上,饮食起着至关重要的作用。粥,作为一种易于消化且营养丰富的食物,搭配上具有养血益气功效的食材,能够从内而外滋养身体,让全家都能拥有好气色。下面为大家介绍几款具有养血益气、美颜功效的粥品。

小米红糖粥——暖身养血的甜蜜滋养

小米红糖粥,看似简单,却蕴含着大大的力量。小米,富含多种维生素、矿物质以及丰富的膳食纤维,具有健脾和胃、补益虚损的功效。而红糖,性温味甘,能活血化瘀、补血养血。二者搭配熬制的粥,不仅口感香甜,更是女性经期、产后调养的佳品。

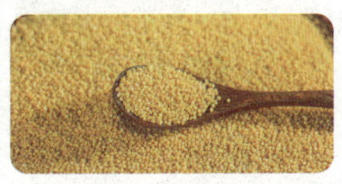

第六章　养血益气美颜粥

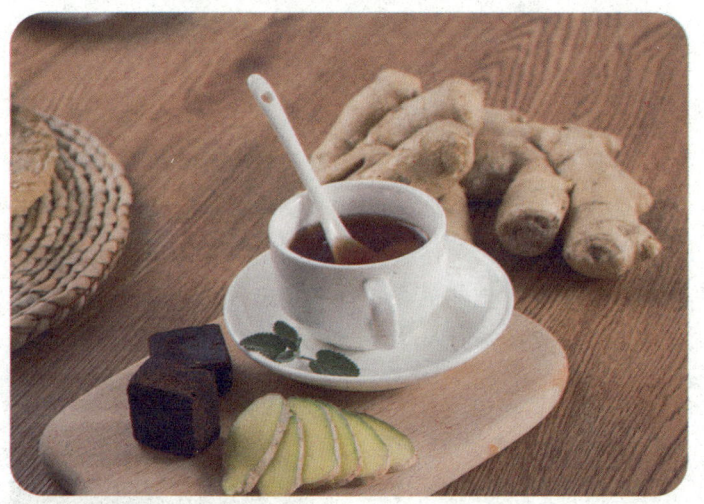

【原料】

小米150克,红糖适量。

【做法】

1. 先将小米淘洗干净,用清水浸泡1小时,让小米充分吸收水分,这样熬煮时更容易软烂。

2. 浸泡好后,将小米放入锅中,加入适量清水,大火烧开后转小火慢煮。

3. 随着小火的熬煮,小米逐渐变得浓稠,此时根据个人口味加入适量红糖,继续搅拌均匀,煮至红糖完全溶化,粥呈现出诱人的光泽即可。

【养生功效】

小米入脾、胃、肾经,

能滋养脾胃，为气血生化之源提供支持。红糖含有丰富的铁元素，是制造血红蛋白的重要原料，有助于补血养血。这款粥能温暖身体，促进血液循环，补充身体所需的能量和营养，尤其适合气血不足、脾胃虚寒的人群。

【食用建议】

可作为早餐或夜宵食用。早餐时，一碗热气腾腾的小米红糖粥能开启活力满满的一天；夜宵时，它又能温暖肠胃，帮助入眠。每周可食用3~4次，坚持食用，能改善气血状况，让面色更加红润。

瘦身养颜粥——排毒瘦身与美颜的完美结合

瘦身养颜粥，专为追求美丽与健康的人士打造。其中的罗汉果，含有丰富的罗汉果甜苷、多种维生素和矿物质，具有清热润肺、滑肠通便的功效。糯米则能补中益气，为身体提供能量。两者搭配，既能帮助排出体内毒素，又能滋养身体。

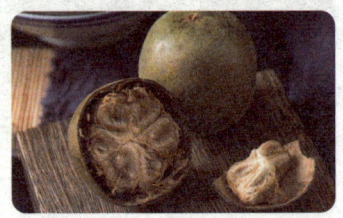

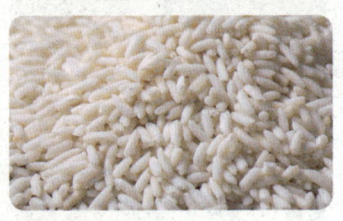

【原料】

罗汉果2个，花生仁50克，糯米100克，白糖适量。

第六章　养血益气美颜粥

【做法】

1. 将罗汉果、花生仁、糯米分别洗净。

2. 锅中加入适量清水，大火烧开后放入罗汉果、花生仁、糯米，转小火熬煮约半小时。

3. 待粥变得浓稠，食材的味道充分融合后，加入适量白糖调味即可。

【养生功效】

罗汉果中的膳食纤维能促进肠道蠕动，增加饱腹感，减少食物的摄入量，有助于控制体重。同时，它还能帮助排出体内的毒素和废物，改善肠道环境。糯米的滋养作用能在瘦身的同时，保证身体有足够的能量，避免因节食导致的气血不足。花生仁富含蛋白质和不饱和脂肪酸，为身体补充营养。三者搭配，实现了瘦身与养颜的双重功效。

【食用建议】

适合想要减肥和改善皮肤状况的人群。可作为早餐或晚餐的主食，每周食用2~3次。不过，罗汉果性凉，肠胃虚寒者不宜过量食用。

黄瓜玉米粥——清爽减脂，焕亮肌肤

黄瓜玉米粥，以其清爽的口感和出色的养生功效受到众多爱美人士的喜爱。黄瓜富含丙醇二酸，这种物质能够抑制糖类转化为脂肪，有助于减肥。同时，黄瓜还含有丰富的维生素C、维生素E和多种矿物质，具有抗氧化、美白肌肤的作用。玉米富含膳食纤维、维生素和矿物质，能促进肠道蠕动，帮助消化。

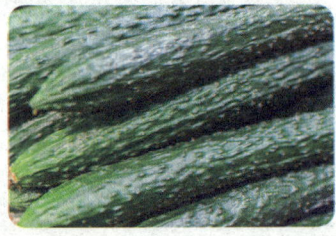

【原料】

大米100克，玉米粒50克，黄瓜1根，食盐适量。

【做法】

1. 大米淘洗干净，用清水浸泡1小时。黄瓜洗净，去皮去籽，切成小块；玉米粒洗净备用。

2. 将浸泡好的大米放入锅中，加入适量清水，大火煮开后转小火煮至大米软烂。

3. 加入玉米粒，继续煮15~20分钟，至玉米粒熟透。最后放入黄瓜块，再煮3~5分钟，加入适量食盐调味即可。

【养生功效】

黄瓜和玉米中的膳食纤维能增加饱腹感，减少热量摄入，从而达到减肥的目的。黄瓜中的抗氧化物质能清除体内自由基，延缓皮肤衰老，使肌肤更加紧致有光泽。玉米中的维生素和矿物质有助于维持皮肤的正常代谢，促进皮肤的健康。这款粥既能帮助控制体重，又能让肌肤焕发光彩。

【食用建议】

适合在夏季食用，可作为早餐或晚餐。每天食用有助于减肥和改善皮肤状况。如果喜欢甜味,也可以加入少许蜂蜜调味。

火腿薏米粥——美容养颜的精致之选

火腿薏米粥,将美味与美容养颜完美融合。薏米被誉为"世界禾本科植物之王",富含蛋白质、维生素 B_1、维生素 B_2 和多种矿物质,具有利水渗湿、健脾止泻、美白祛斑等功效。火腿则为粥增添了丰富的蛋白质和独特的风味。

【原料】

大米 100 克,薏米 50 克,火腿肠 2 根,姜、葱各适量,食用油、食盐、鸡精各适量。

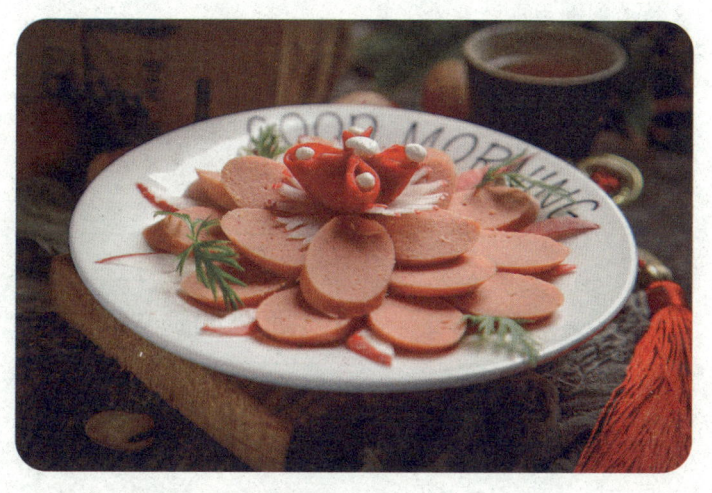

【做法】

1. 薏米提前4小时浸泡,使其充分吸收水分,便于煮烂。大米洗净后沥干水分,加入少许食用油和食盐腌渍半小时。

2. 火腿肠切成小段,姜切丝,葱切成葱花备用。

3. 砂锅中加入足量清水烧开,倒入腌好的大米和泡好的薏米,大火煮开后转小火煮1小时左右,其间不时搅拌,防止粘锅。

4. 当粥变得浓稠,薏米和大米都煮至软烂时,加入火腿肠段和姜丝,继续煮5~10分钟,至火腿肠熟透。最后加入食盐、鸡精调味,撒上葱花即可。

【养生功效】

薏米中的蛋白质分解酵素能软化皮肤角质,使皮肤更加光滑细腻。维生素B_1、维生素B_2能减少皱纹,消除色素斑点,起到美白养颜的作用。火腿提供的蛋白质是身体修复和生长的重要原料。这款粥能为肌肤补充营养,改善肤质,让肌肤更加健康美丽。

【食用建议】

适合作为早餐或晚餐,每周食用3~4次。对于爱美的女性来说,长期食用有助于保持肌肤的良好状态。但由于火腿含有一定的盐分,食用时应注意适量。

薏米美颜粥——由内而外的肌肤呵护

薏米美颜粥,专注于肌肤的调养。薏米,作为这款粥的主要食材，其丰富的营养成分对皮肤有着诸多益处。它不仅能利水消肿、健脾祛湿，还能改善皮肤的新陈代谢，减少粉刺、雀斑等皮肤问题。

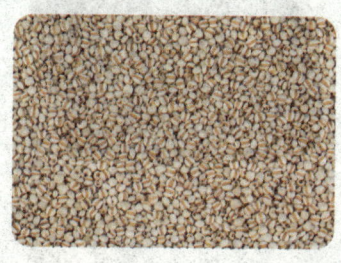

【原料】

薏米100克，牛奶200克，冰糖适量。

【做法】

1. 薏米淘洗干净，用清水浸泡2小时。

2. 浸泡好后，将薏米放入锅中，加入适量清水，大火煮开后转小火煮至薏米熟透，变得软糯。

3. 加入适量冰糖，搅拌至冰糖完全溶化。最后倒入牛奶，再次煮开即可。

【养生功效】

薏米中的薏仁酯、亚油酸等成分具有抗氧化作用，能抑制黑色素的形成，减少色斑的产生。牛奶富含蛋白质、钙等营养物质，能为皮肤提供充足的养分，使皮肤更加白皙、光滑。这款粥通过调理身体内部机能，达到改善肤质、美容养颜的效果。

【食用建议】

可作为早餐或甜品食用，每周食用3～4次。坚持食用，能让肌肤更加健康有光泽，减少皮肤问题的困扰。

三黑乌发粥——乌发润肤的养生珍品

三黑乌发粥，以黑米、黑豆、黑芝麻为主要原料，是滋养头发、润肤养颜的佳品。黑米富含蛋白质、维生素、矿物质以及花青素等营养成分，具有滋阴补肾、益气活血、养肝明目的功效。黑豆含有丰富的蛋白质、维生素E、大豆异黄酮等，能补肾益精、活血利水、乌须黑发。黑芝麻富含蛋白质、不饱和脂肪酸、维生素E和钙等，具有补肝肾、益精血、润肠燥、乌发的作用。

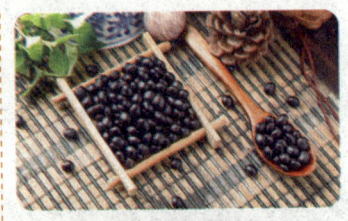

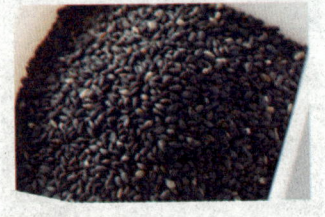

【原料】

黑米80克，黑豆50克，黑芝麻5克，红糖适量。

【做法】

1. 黑豆、黑米分别洗净，用清水浸泡4小时；黑芝麻洗净备用。

2. 将浸泡好的黑豆、黑米放入锅中，加入适量清水，大火煮开后转小火煮至黑豆和黑米软烂。

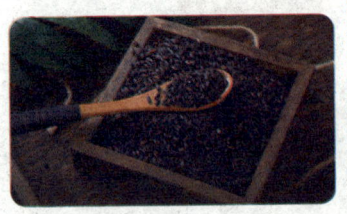

第六章　养血益气美颜粥

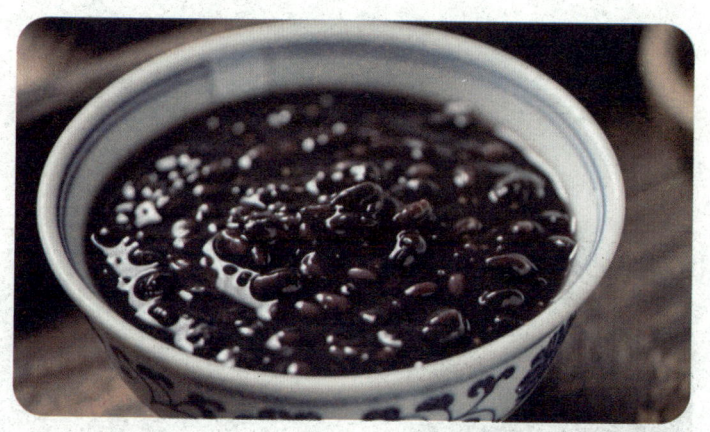

3. 加入黑芝麻和红糖，继续煮 10～15 分钟，至红糖完全溶化，粥变得浓稠即可。

【养生功效】

黑米、黑豆、黑芝麻中的营养成分能滋养肝肾，补充身体的精血。肝肾充足则气血旺盛，毛发得到充分的滋养，从而达到乌发的效果。同时，这些食材中的抗氧化物质和维生素能滋润皮肤，减少皱纹，使皮肤更加光滑细腻。

【食用建议】

适合有白发困扰、皮肤干燥的人群。可作为早餐或晚餐，每周食用 3～4 次。长期食用，能改善头发和皮肤的状况，让整个人焕发出健康的光彩。

第七章 五谷杂粮素食粥

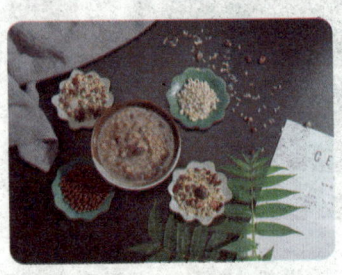

在倡导健康饮食的当下,五谷杂粮素食粥凭借其丰富的营养和独特的养生功效,成为人们餐桌上的热门选择。这些粥品以五谷杂粮为基础,搭配各类素食食材,不仅口感多样,还能滋养五脏、预防疾病、延年益寿。下面就为大家详细介绍几款美味又养生的五谷杂粮素食粥。

百合大米粥——养心肺安神的养生粥

百合大米粥,简单却蕴含着滋养身心的力量。百合,味甘微苦,性平,归心、肺经,具有润肺止咳、清心安神的功效。大米,补中益气,健脾和胃。二者熬煮成粥,是滋养心肺、安神助眠的佳品。

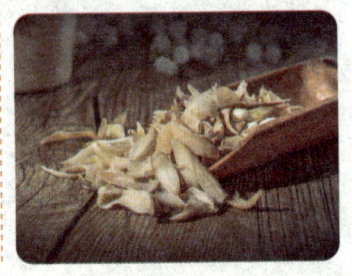

第七章 五谷杂粮素食粥

【原料】

大米100克，薏米20克，鲜百合30克，白糖适量。

【做法】

1. 将大米和薏米洗净，用清水浸泡1小时，让米粒充分吸收水分，这样熬煮时更容易软烂。鲜百合洗净，掰成小瓣备用。

2. 锅中加入适量清水，大火烧开后放入浸泡好的大米和薏米，再次煮沸后转小火熬煮。随着小火的慢炖，粥逐渐变得浓稠。

3. 30~40分钟后，放入百合瓣，继续煮10~15分钟，直到百合变得软糯，粥呈现出浓稠的状态，根据个人口味加入适量白糖调味即可。

【养生功效】

百合中的秋水仙碱等生物碱，对人体的心肺功能有很好的滋养作用，能缓解肺燥咳嗽、心烦失眠等症状。大米能为身体提供能量，增强脾胃功能，促进营养物质的吸收。薏米则有利水渗湿的功效，与百合、大米搭配，使这款粥在养心肺的同时，还能帮助身体排出多余湿气，让身体更加清爽舒适。

【食用建议】

适合各个年龄段人群食用，尤其适合存在肺阴虚所致的干咳、咯血，以及心阴虚引起的失眠、心烦、心神不安等症状的人群。可作为早餐或晚餐，每周食用3~4次。食用时可搭配一些清淡

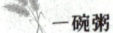

的小菜,如凉拌黄瓜、清炒豆芽等,营养更均衡。

红薯玉米粥——促进肠道健康的粗粮粥

红薯玉米粥,充满了粗粮的质朴与健康。红薯,富含膳食纤维、维生素A、钾等营养成分,具有宽肠通便、健脾益胃的作用。玉米,同样富含膳食纤维,还含有维生素E、谷胱甘肽等抗氧化物质,能促进肠道蠕动,降低胆固醇。这两种粗粮搭配熬制的粥,是肠道的"守护者"。

【原料】

玉米面100克,小米40克,红薯200克,白糖适量。

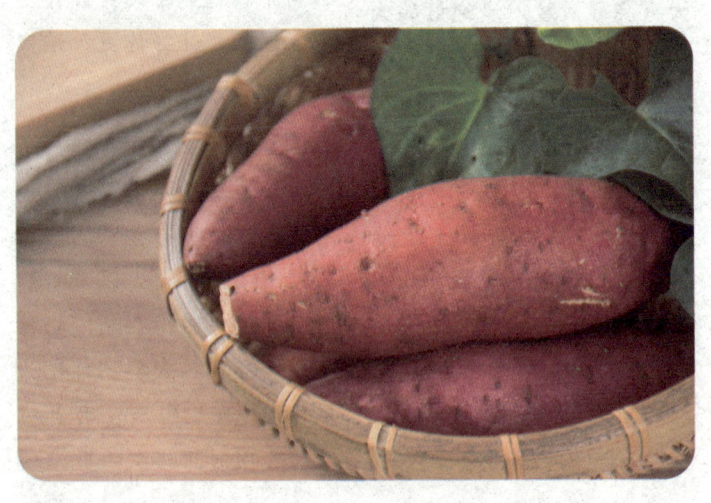

【做法】

1. 小米淘洗干净,用清水浸泡1小时;红薯洗净,去皮切成小块;将玉米面放入碗中,加入适量清水,搅拌成均匀的面糊。

2. 锅中加入适量清水,大火烧开后放入浸泡好的小米和红薯块,煮至红薯七八成熟。

3. 慢慢倒入调好的玉米面糊,边倒边搅拌,防止结块。改小火继续煮15~20分钟,其间不断搅拌,直到粥变得浓稠。最后,根据个人口味加入适量白糖调味即可。

【养生功效】

红薯和玉米中的膳食纤维能增加粪便体积,促进肠道蠕动,预防便秘,减少肠道疾病的发生。维生素A、维生素E等抗氧化物质能保护肠道细胞,增强肠道的免疫力。小米则能健脾养胃,为肠道健康提供良好的内环境。这款粥能帮助肠道排出毒素,保持肠道的正常功能。

【食用建议】

适合大多数人食用,尤其是肠道功能较弱、容易便秘的人群。可作为早餐或晚餐,每天食用有助于肠道健康。如果喜欢口感更丰富些,还可以加入一些红枣、葡萄干等。

花生紫米粥——有益大脑发育的营养粥

花生紫米粥,是一款营养丰富、有益大脑发育的粥品。紫米富含蛋白质、多种维生素和矿物质，具有滋阴补肾、健脾暖肝、明目活血的功效。花生含有丰富的蛋白质、不饱和脂肪酸、维生素E和锌等营养成分，对大脑和神经发育有很好的促进作用。

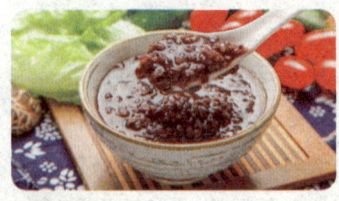

【原料】

紫米50克，花生仁20克，冰糖适量。

【做法】

1. 紫米淘洗干净，用清水浸泡2小时，使紫米充分吸收水分，煮的时候更容易软烂；花生仁洗净备用。

2. 锅中加入适量清水，大火烧开后放入浸泡好的紫米，大火煮沸后转小火煮至紫米软烂，需要30～40分钟。

3. 加入花生仁，继续煮15～20分钟，直到花生仁也变得软糯。最后加入适量冰糖，搅拌至冰糖溶化即可。

【养生功效】

紫米中的营养成分能为大脑提供充足的能量和营养，促进大脑的正常发育和功能维持。花生中的不饱和脂肪酸和维生素E能保护大脑细胞，提高记忆力和思维能力。锌元素则对大脑神经的发育和正常传导起着重要作用。这款粥能为大脑补充营养，增强大脑功能，尤其适合儿童、学生和脑力劳动者食用。

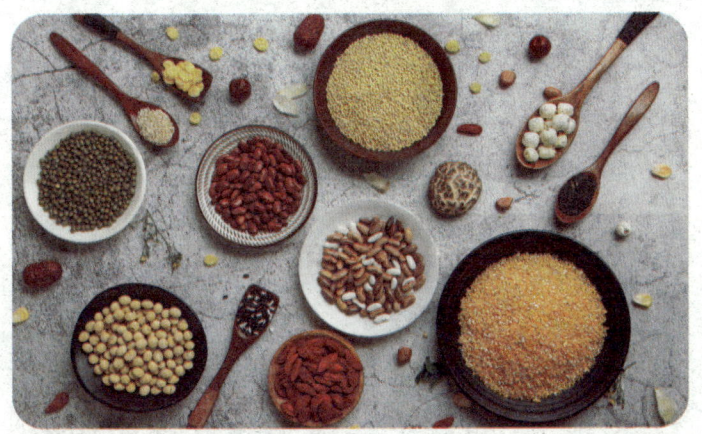

【食用建议】

可作为早餐或加餐食用，每周食用3~4次。食用时可以搭配一些坚果，如核桃、杏仁等，进一步增强补脑效果。

枸杞芝麻粥——补肝肾益气血的养生粥

枸杞芝麻粥，融合了枸杞子和芝麻的养生精华。枸杞子富含胡萝卜素、维生素C、锌等营养成分，具有滋补肝肾、益精明目、养血安神的功效。黑芝麻含有丰富的蛋白质、不饱和脂肪酸、维生素E和钙等，能补肝肾、益精血、润肠燥。二者搭配熬制的粥，是补肝肾、益气血的佳品。

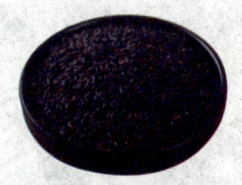

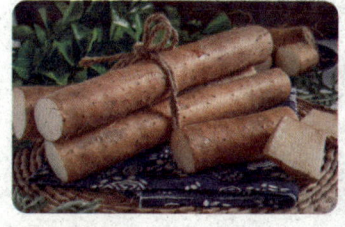

【原料】

黑米100克,山药50克,枸杞子3克,蜂蜜适量。

【做法】

1. 黑米淘洗干净,用清水浸泡2小时;山药去皮,洗净切成小块。枸杞子洗净备用。

2. 锅中加入适量清水,大火烧开后放入浸泡好的黑米和山药块,大火煮沸后转小火煮至黑米软烂。

3. 加入枸杞子,继续煮10~15分钟。

4. 待粥稍凉后,加入适量蜂蜜调味即可。

【养生功效】

枸杞子和黑芝麻都入肝、肾经,具有增强肝、肾的功能。肝、肾健康则气血生化有源,从而达到补气血的效果。维生素C、维生素E等抗氧化物质能清除体内自由基,延缓衰老,保持身体的健康状态。这款粥能改善肝、肾不足引起的头晕目眩、须发早白、腰膝酸软等症状,还能让肌肤更加红润有光泽。

【食用建议】

适合中老年人以及肝肾不足、气血亏虚的人群食

第七章　五谷杂粮素食粥

用。可作为早餐或晚餐，每周食用3~4次。由于蜂蜜不宜高温加热，所以要在粥稍凉后加入。

绿豆百合粥——安心养神的特色粥

绿豆百合粥，是一款具有清热解暑、安心养神功效的特色粥品。绿豆，性凉味甘，具有清热解毒、消暑利水的作用；百合，能润肺止咳、清心安神。两者搭配熬制的粥，在炎热的夏季饮用，既能清热解暑，又能缓解烦躁情绪，让人心情舒畅。

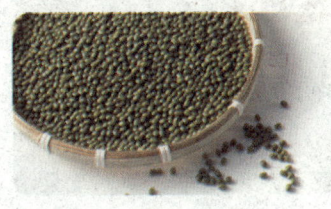

【原料】

绿豆50克，鲜百合20克，大米100克，冰糖适量。

【做法】

1. 绿豆用清水浸泡2小时，大米淘洗干净，用清水浸泡1小时；鲜百合洗净，掰成小瓣备用。

2. 锅中加入适量清水，大火烧开后放入浸泡好的绿豆和大米，大火煮沸后转小火煮半小时。

3. 加入百合瓣和冰糖，继续煮10~15分钟，直到百合变得软糯，冰糖完全溶化。

【养生功效】

绿豆中的蛋白质、B族维生素等营养成分能有效清除体内的热毒，缓解暑热带来的不适。百合中的生物碱和营养物质能滋养心肺，宁心安神，改善睡眠质量。这款粥能在夏季为身体降温，同时安抚情绪，让人在炎热的天气里也能保持平静的心态。

【食用建议】

适合夏季食用，尤其适合容易烦躁、失眠的人群。可作为早餐或晚餐，每周食用3~4次。如果喜欢更清爽的口感，可适当增加绿豆的用量。

黑豆黑米粥——健肾补虚的养生之选

黑豆黑米粥，以黑豆和黑米为主要原料，是一款健肾补虚的养生粥。黑豆，富含蛋白质、异黄酮、维生素E等营养成分，具有补肾益精、活血利水、解毒的功效；黑米，能滋阴补肾、益气活血、养肝明目。二者搭配，能为肾脏提供充足的营养，增强身体的抵抗力。

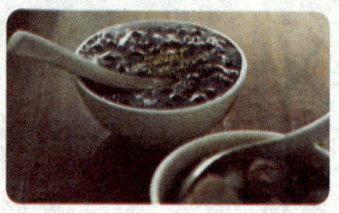

【原料】

黑豆50克，黑米100克，冰糖适量。

【做法】

1. 黑豆、黑米分别洗净，用清水浸泡2小时。

2. 将浸泡好的黑豆和黑米放入锅中，加入适量清水,大火烧开后转小火煮至呈黏稠状。

3. 加入适量冰糖,继续煮10~15分钟,至冰糖完全溶化即可。

【养生功效】

黑豆和黑米都归肾经,其丰富的营养成分能直接作用于肾脏,补充肾脏所需的营养,增强肾脏功能。异黄酮、维生素E等抗氧化物质能延缓肾脏衰老,提高身体的免疫力。这款粥适合肾虚体弱、腰膝酸软、须发早白等人群食用,能起到很好的滋补作用。

【食用建议】

适合中老年人以及肾虚的人群食用。可作为早餐或晚餐,每周食用3~4次。坚持食用,能改善肾脏功能,增强身体的抵抗力。

红豆荞麦粥——多种功效的养生粥

红豆荞麦粥,是一款具有多种养生功效的粥品。红豆富含蛋白质、膳食纤维、钾等营养成分,具有健脾益胃、利水消肿、解毒排脓的作用。荞麦含有丰富的膳食纤维、芦丁等营养物质,能降血脂、降血压、促进消化。两者搭配熬制的粥,对身体健康大有裨益。

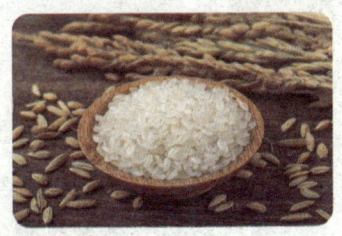

【原料】

荞麦100克,大米50克,

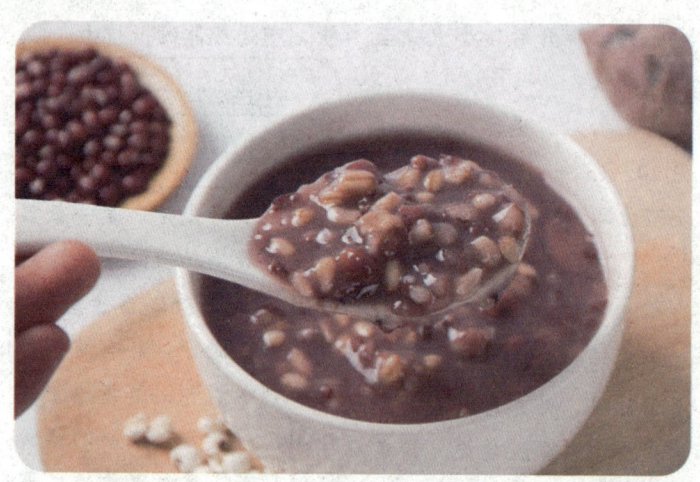

山药100克,红豆适量,食盐适量。

【做法】

1. 荞麦、大米、红豆提前用水浸泡1小时;山药去皮、洗净,切成块。

2. 锅中加入适量清水,大火烧开后放入浸泡好的荞麦、大米、红豆和山药块,大火煮沸后转小火煮至黏稠。

3. 加入适量食盐调味即可。

【养生功效】

红豆和荞麦中的膳食纤维能促进肠道蠕动,减少胆固醇的吸收,有助于降血脂、降血压。山药能健脾益胃,增强脾胃的消化功能。红豆的利水消肿作用能帮助身体排出多余的水分，减轻水肿。这款粥适合"三高"人群以及脾胃虚弱、湿气较重的人群食用。

【食用建议】

可作为早餐或晚餐，每周食用3~4次。食用时可搭配一些清淡的蔬菜，如凉拌菠菜、清炒白菜等，营养更全面。

杏仁花生粥——补血养颜的健康粥

杏仁花生粥，是一款美味又营养的补血养颜粥。杏仁含有丰富的营养成分，有益于心脏健康，还能预防疾病和早衰。花生富含蛋白质、维生素和矿物质，有补

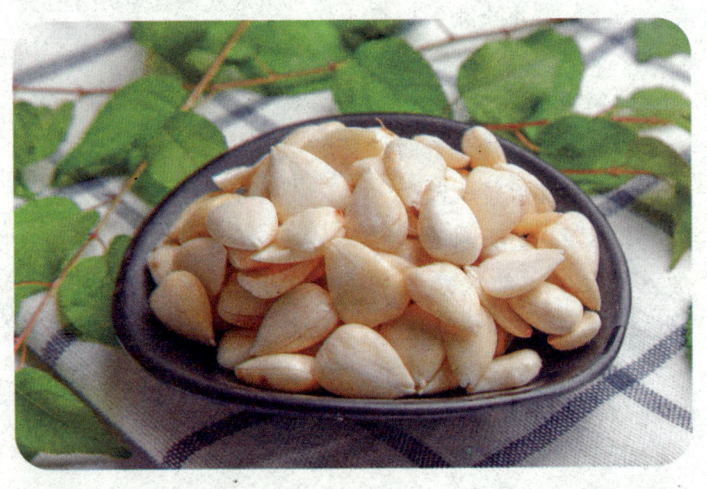

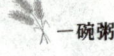

血养血的作用。两者搭配熬制的粥,能为身体提供丰富的营养,让肌肤更加红润有光泽。

【原料】

大米80克,花生仁50克,杏仁30克,白糖适量。

【做法】

1. 大米淘洗干净,用清水浸泡1小时;花生仁洗净,用清水浸泡半小时;杏仁焯水备用。

2. 锅中加入适量清水,大火烧开后放入浸泡好的大米,大火煮沸后转小火煮。

3. 煮至大米软烂时,加入花生仁,继续煮约40分钟。

4. 加入杏仁和白糖,搅拌均匀,再煮15~20分钟,至杏仁熟透,白糖完全溶化即可。

【养生功效】

杏仁中的单不饱和脂肪酸能降低胆固醇,保护心血管健康。维生素E具有抗氧化作用,能延缓衰老,保持肌肤的弹性。花生中的铁元素等营养成分能促进血红蛋白的合成,起到补血养血的作用。这款粥能为身体补充营养,改善气血状况,让肌肤焕发出自然的光彩。

【食用建议】

适合女性食用,尤其适合气血不足、皮肤干燥的人群。可作为早餐或甜品,每周食用3~4次。食用时可搭配一些水果,如苹果、香蕉等,增加维生素的摄入。